W0260978

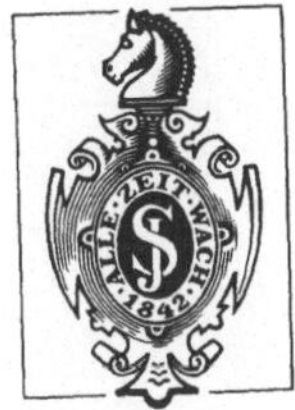
ALLE ZEIT WACH
1842

Dirk Elling

Das Zervixkarzinom

Unter Mitarbeit von
M. Dzikonski, W. Götze, G. Morack

Mit 53 Abbildungen und 24 Tabellen

Springer-Verlag
Berlin Heidelberg New York
London Paris Tokyo
Hong Kong Barcelona
Budapest

MR Doz. Dr. sc. med. DIRK ELLING
Chefarzt der Frauenklinik
Oskar-Ziethen-Krankenhaus
Fanningerstraße 32
1130 Berlin, Bundesrepublik Deutschland

MR Dr. med. MONIKA DZIKONSKI
Chefärztin des Pathologischen Institutes
im Oskar-Ziethen-Krankenhaus
Fanningerstraße 32
1130 Berlin, Bundesrepublik Deutschland

Dr. med. WOLFGANG GÖTZE
Facharzt für Gynäkologie und Geburtshilfe
Frauenklinik Charité, Humboldt-Universität Berlin
Schumannstraße 20-21
1040 Berlin, Bundesrepublik Deutschland

MR Doz. Dr. sc. med. GÜNTER MORACK
Chefarzt der Frauenklinik Klinikum Berlin-Buch
Wildtbergstraße 50
1115 Berlin, Bundesrepublik Deutschland

ISBN-13:978-3-540-52956-9

CIP-Titelaufnahme der Deutschen Bibliothek
Elling, Dirk:
Das Zervixkarzinom/D. Elling. Unter Mitarb. von M. Dzikonski ... – Berlin; Heidelberg; New York; London; Paris; Tokyo; Hong Kong; Barcelona; Budapest: Springer, 1991
ISBN-13:978-3-540-52956-9 e-ISBN-13:978-3-642-75944-4
DOI: 10.1007/978-3-642-75944-4

Satzarbeiten: Fa. M. Masson-Scheurer, W-6654 Kirkel 2, Bundesrepublik Deutschland
21/3130-543210 – Gedruckt auf säurefreiem Papier

Vorwort

Eine der zentralen Aufgaben des Gynäkologen ist die Onkologie. Das gilt sowohl für die Teilgebiete der Prävention und Früherkennung wie für die Therapie und Nachsorge. Diese sollten in einer Hand liegen und in das Klinikkonzept einbezogen werden. Eine wichtige Aufgabe ist dabei die Integration von niedergelassenen Ärzten, wobei die Kommunikation zwischen Ambulanz und Klinik von besonderer Bedeutung ist.

Trotz unübersehbarer Erfolge auf dem Gebiet der Früherkennung des Zervixkarzinoms ist allerdings ein seit Jahren gleichbleibender Prozentsatz hoher Karzinomstadien zu verzeichnen. Gleichzeitig werden in den Kliniken zumindest konstante oder leicht steigende Zahlen von invasiven Zervixkarzinomen bei jüngeren Altersgruppen behandelt. Dieses Buch soll Studenten, Gynäkologen und Ärzten in der Weiterbildung eine rasche Orientierung über dieses spezielle Organmalignom gestatten und sie nicht mit hochspezialisiertem Wissen belasten. Darüber hinaus sollen die Trends der Entwicklung markiert werden, so die Virusdiagnostik und ihre Bedeutung in der Kanzerogenese, die antineoplastische Chemotherapie und das Konzept einer abgestuften, stadienorientierten Therapie.

Die einzelnen Kapitel wurden von kompetenten Vertretern unseres Faches gestaltet, wobei auf eine einheitliche Meinung Wert gelegt wurde. Zu weiterführenden Fragen soll der Leser angeregt werden, in Standardwerken der einzelnen Fachgebiete (Pathologie, Strahlentherapie, Virologie) tiefer in die Materie einzudringen. Nur durch eine möglichst breite Information auf Teilgebieten kann es gelingen, das Problem des Zervixkarzinoms weiter einzugrenzen und fortschreitende Heilungserfolge zu erreichen.

Den Mitarbeitern des Springer-Verlages danken wir für ihre stets bereitwillig gegebene Unterstützung, die für dieses Buch nötig war.

Berlin, Februar 1991 D. Elling

Inhaltsverzeichnis

1 Einführung

Die Zervixkarzinomkrankheit schien mit der Einführung der zytologischen und kolposkopischen Vorsorgeuntersuchung und der Einführung von Massen screening-Programmen in zahlreichen Ländern an Bedeutung zu verlieren, und man sprach von der realen Chance, dieses Malignom in seinen invasiven Erscheinungsformen fast völlig ausrotten zu können. Das betraf auch solche Feststellungen, daß "der Wertheim der Zukunft die Konisation" darstellte.

Doch weit gefehlt. Weltweit ist das Zervixkarzinom die häufigste Karzinomlokalisation der weiblichen Population, was wohl in erster Linie durch den hohen Anteil dieses Malignoms in der weiblichen Bevölkerung Afrikas, Asiens sowie Mittel- und Südamerikas bedingt ist. Im europäischen Raum und anderen hochentwickelten Industrieländern ist dagegen bereits seit Mitte der 30er Jahre ein stetiger Rückgang zu beobachte, der besonders rasch nach Einführung der Methoden der Krebsfrüherkennung erfolgte (s. Kap. 3). Lag die Inzidenz für die DDR 1964 noch bei 36,0/1000 000, so konnte im Jahre 1985 ein Rückgang auf 22,9/ 100 000 ermittelt werden. Hinsichtlich der Stadienverteilung wurde für 1985 die Erkrankung bei 54,5% im Stadium I, bei 19,5% im Stadium II, bei 16,7% im Stadium III und bei 5,2% im Stadium IV diagnostiziert.

Im Jahre 1960 wurde nur bei 26% des Stadium I, dagegen bei 38,1% des Stadium II und noch bei 36% das Stadium III ermittelt. Inwiefern diese Zahlen weiteren Veränderungen unterliegen, wird die Zukunft zeigen. Tatsache ist aber, daß an Vorsorgeuntersuchungen nicht alle Altersgruppen gleichmäßig partizipieren. So können wir heute einen verhältnismäßig größeren Anteil junger Karzinomträgerinnen in Relation zu höheren Altersgruppen verzeichnen. Aber nicht nur dieser größere Anteil bereitet Sorge, sondern neben der späten Diagnose und schlechten Prognose die Tatsache, daß diese Patientinnen zumeist regelmäßig an der Screeninguntersuchung teilnahmen.

So wird das Problem des Zervixkazinoms, das in den letzten Jahren auf Kosten anderer Organkarzinome (Endometrium, Mamma) aus dem unmittelbaren Blickfeld des Interesses geraten ist, wieder an Bedeutung gewinnen. Auch in der Bundesrepublik hat das vorbeugende Unersuchungsprogramm die hohen Erwartungen nicht befriedigen können. So beteiligen sich dort nur etwa 30% an den angebotenen Untersuchungen.

Nach heutigem Selbstverständnis muß die Prävention in die 3 Komponenten primäre, sekundäre und tertiäre Prävention unterteilt werden:

- Unter primärer Prävention verstehen wir alle Maßnahmen, die zur Beseitigung all jener Ursachen führen, die karzionomatöses Wachstum induzieren.
- Sekundäre Prävention bedeutet Untersuchungen zur Krebsfrüherkennung, also im günstigsten Falle die Diagnose der Krebskrankheit im präinvasiven Zustand.

- Die tertiäre Prävention setzt nach erfolgreicher Primärtherapie zur Erkennung von rezidivierendem Wachstum ein. Sie beinhaltet auch alle Fragen der Rehabilitation.

Trotz der hohen Verantwortlichkeit des Individuums für die eigene Gesundheit obliegt dem Gesundheitswesen ein großes Maß an Fürsorgepflicht für die Bürger, die motiviert werden müssen, sich in diese Präventivprogramme zu integrieren. Allerdings sollte definiert werden, wie hoch die Eigenverantwortung und wie hoch der staatliche Einsatz sein muß. Eine verantwortungsbewußte Gesundheitspolitik hätte in den Grenzen des jeweiligen sozialen Systems insbesondere das Verhältnis von finanziellem Aufwand und therapeutischem Resultat zu berücksichtigen.

Aufgrund der guten Zugänglichkeit der Cervix uteri ist allerdings die Chance gegeben, diese Erkrankung weiter zurückzudrängen. Die Aufgabe der Zukunft muß es aber sein, über die Erkenntnisse der deskriptiven Epidemiologie hinaus die wesentlichen Risikofaktoren bzw. Risikogruppen zu definieren.

Dabei ist den sog. Kofaktoren der Kanzerogenese verstärkte Aufmerksamkeit zu widmen, so der Virusgenese, so dem Immunstatus der potentiellen Karzinomträgerin, so der sicheren Determination und Ausschaltung von kanzerogenen Substanzen. Sicher sind Einzelfaktoren nicht in jedem Falle ausschlaggebend. Meist sind es zahlreiche Faktoren, die sich ergänzen und der Karzinomkrankheit zum Ausbruch verhelfen.

Aus globaler Sicht kommt der primären Prävention die höchste Bedeutung zu, da hier ein Zeitgewinn am größten ausfallen wird. Die Annahme, daß nach Schädigung einer Normalzelle durch eine Krebsnoxe etwa 20 Teilungen notwendig seien, um in einem Zeitraum von 15–20 Jahren einen Mikrokrebs von 10^6 Zellen zu bilden, ist heute sicher nicht in jedem Falle haltbar, angesichts des nicht unbeträchtlichen Anteils junger Karzinomträgerinnen unter 25 Jahren.

Literatur

Moser K, Stader A (1981) Chemotherapie maligner Erkrankungen. Deutscher Ärtze-Verlag, Köln

Pelle D (1970) Zellphysiologie des Stoffwechsels. In: Heu 6 (Hrsg) Konstanzer Universitätsreden, S. 73–78

2 Tumorwachstum und Metastasierung

Tumorwachstum und Tumorausbreitung sind komplexe Vorgänge, die zum einen durch die Zelle selbst bedingt sind, im weiteren aber aus einer Interaktion von Tumor und Organismus resultieren. Wachstum und Zellteilung erfolgen in zyklischen Ablauf, wobei die Zeiträume entsprechend der Zellart unterschiedlich ausfallen. Es werden folgende Phasen unterschieden:

- M-Phase: Mitose und Zytokinese,
- G_1-Phase: postmitotisches Intervall zwischen der Beendigung der Teilung und dem Eintritt der DNA-Synthese,
- S-Phase: Zeitraum der DNA-Synthese,
- G_2-Phase: Periode vom Ende der DNA-Verdopplung bis zum Beginn der nächsten Mitose,
- G_0-Phase: Ruhepause.

Diesen allgemeinen Regeln genügen sowohl Normal- wie auch Tumorzellen. Unterschiedliche Generationszeiten verschiedener Zellen sind durch variable Längen der G_1-Phase bedingt (Abb. 2.1).

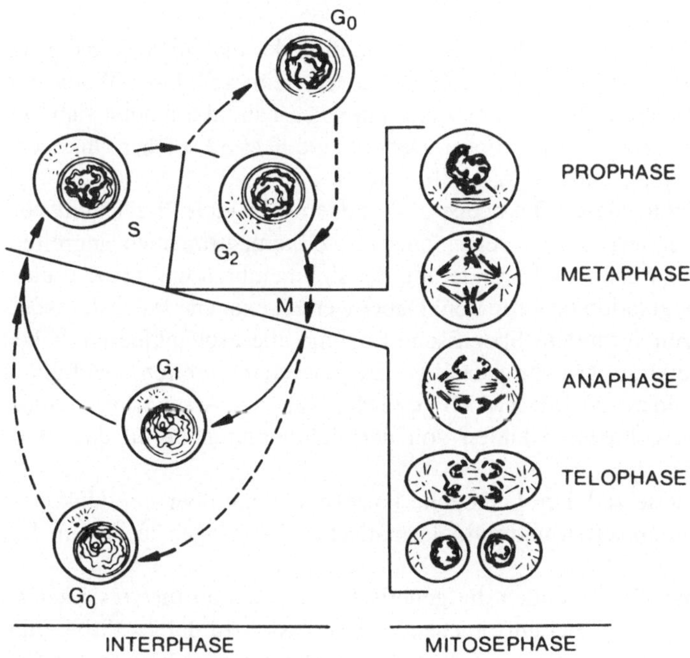

Abb. 2.1. Zellzyklus mit verschiendenen Phasen

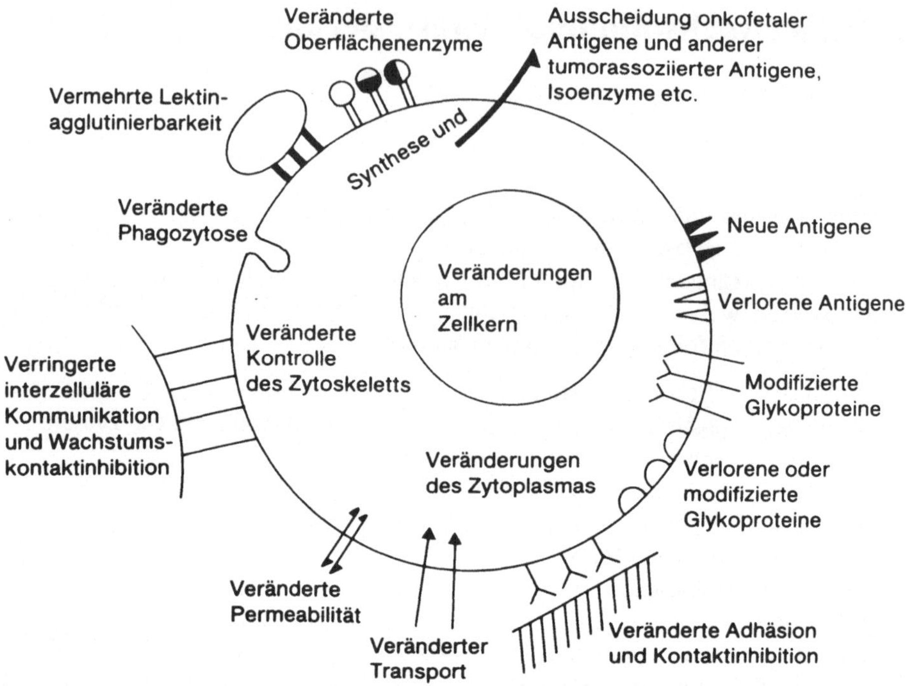

Abb. 2.2. Zelluläre Veränderungen bei maligne transformierten Zellen

Die Suche nach Faktoren der Wachstumsregulation der malignen Transformation führte zur Entdeckung bestimmter Gene, denen beim zellulären Wachstum große Bedeutung zukommt. Im Genom vieler humaner Tumoren fanden sich Onkogene in aktivierter oder mutierter Form. Derzeit sind über 32 solcher Onkogene beschrieben, und in Neoplasmen dargestellt worden.

Die Proteinprodukte dieser Onkogene sind steuernd in viele Wachstumsvorgänge der Zelle integriert, die an verschiedenen Zellkompartimenten angreifen. Diese Proteine können über die Veränderung der Zellmembran und im Zytoplasma die Wachstumsregulation beeinflussen. Dabei werden exogene Wachstumsfaktoren über Rezeptoren vermittelt. Spezifische Enzyme. die Proteinkinasen, haben dabei Katalysatorfunktion. Membranständige Enzymsysteme greifen ebenfalls in diesen Prozeß ein, andere, so z. B. c-AMP, c-GMP, Kalzium, Magnesium, wirken als Mediatoren. Diese Prozesse laufen von der Zellmembran bis in das Zytoplasma ab (Abb. 2.2).

Virale und aktivierte zelluläre Onkogene korrespondieren über ihre Onkoproteine mit membranassoziierten und zytoplasmatischen Vorgängen in diesem System.

Andere Onkogene (C-sis) stellen die genetische Information für verschiedene Wachstumsfaktoren dar, die bei entsprechender Expression zu deren Aktivierung führen und eine Autostimulation des Zellwachstums hervorrufen können (PDGF, MDGF).

Die gestörte DNA-Replikation ist ein dominantes Merkmal maligner Zellen. Allerdings gibt es hier mehr Hinweise als gesichertes Wissen. Bisherige Untersuchungen (Folkman u. Cotran 1976; Hilgard 1980); Johanson et al. 1987) zeigten, daß zelluläre Onkogene bei der normalen Wachstumsregulation und Differenzierungskontrolle eine ebenso tragende Rolle spielen wie bei der neoplastischen Transformation von Zellen. Für einige ist die ursächliche Beziehung zur Entstehung des ungehemmten Wachstums nachgewiesen. Zudem korrelieren Onkogenexpression und Aggressivität der Neoplasmen.

In den letzten Jahren wurden zahlreiche Wachstumsfaktoren und deren Rezeptoren isoliert. Sie greifen über Mediatoren in die Regulierung von Wachstum und Differenzierung der Zelle ein. Zahlreiche Kofaktoren wie c-AMP, Ca-Ionen, kalziumbindende Proteine, Enzyme, Kinasen und Lipasen, Katalysatoren der DNA-Synthese, sind der Wirkung der Wachstumsfaktoren beigegeben. Diese Signale führen zu einem raschen Eintritt der Zelle in die DNA-Synthese und damit zur Beschleunigung des Zellenwachstums. Wahrscheinlich sind die Wachstumsfaktoren lokal wirksam. Maligne Zellen weisen in vitro und in vivo einen verminderten Bedarf an solchen Wachstumsfaktoren auf. Das könnte dazu beitragen, daß sie einen entscheidenden Wachstumsvorteil gegenüber den Normalzellen erreichen.

Trotz zellulärer Eigenregulation stehen die Tumorzellen als Mitglieder einer Gesamtpopulation auch unter den regulativen Einflüssen der Nachbarzellen und den systemischen Einflüssen des Gesamtorganismus, so daß Laborergebnisse sich in der Praxis relativieren. Nach entsprechender Tumorzelltransformation, wobei die maligne Zelle dem Kontrollmechanismus von Wachstum und Differenzierung nur noch eingeschränkt folgt oder ihm völlig entgleitet, zeichnet sich die Malignomzelle noch durch die Fähigkeit der Infiltration in das umgebende Gewebe sowie die dadurch bedingte Metastasierung aus.

Grundvoraussetzung für die Invasion ist ein entsprechender Wachstumsschub am Ort der Malignisierung und ein entsprechender Infiltrationsdruck auf die Basalmembran. Es kommt zunächst zu einer Brückenbildung zwischen Tumorzelle und Basalmembran mit spezifischen Rezeptoren. Dabei werden Fileonektine zur Informationsübertragung und polaren Differenzierung der Zellen benutzt. Laminin kann als weitere Matrixkomponente bestimmte Kollagentypen binden. Laminin-produzierende Tumoren sollen ein höheres Metastasierungsrisiko haben (Woodruft, 1980). Auf Auflösung der Basalmembran ist der wesentliche Schritt zur Invasion. Dabei sollen Proteasen zur Auflösung nichtkollagener Matrixbestandteile beitragen. Auch die Anwesenheit bestimmter lysosomaler Enzyme, so des Kathepsins B, soll zu einer verstärkten Infiltration und Metastasierung führen (Albert, 1987). Durch andere Enzyme (Heparinase und Hyaluronidasen) kann die Füllsubstanz zwischen den kollagenen Fasern abgebaut werden. Bei der Invasion der Tumorzellen durch die Basalmembran wirken diese Mechanismen synergistisch. Hohe Anteile dieser Enzyme führten zu einem hohen Infiltrations- und damit Metastasierungsrisiko. (Worren, 1981).

Mikrofilamente der Zellen, die mittels adhäsiver Plaques in der Zellmembran verankert sind, bedingen die Fortbewegung der Zellen durch Änderung der Zellform. Gleichzeitig werden chemotaktische Mechanismen der lokalen Tumorausbreitung diskutiert. Diese sollen auch für ein hepatogenes Angehen der Metastasen verantwortlich sein.

2.1 Ausbreitungswege

Die Phasen der Ausbreitung bösartiger Tumoren sind definiert mit Invasion, Disseminiation und Metastasenbildung. Dabei ist die Invasion ein lokales Geschehen und schließt den Einbruch in Lymph- und Gefäßbahnen ein. Wenn die Zellen lokal überlebens- und leistungsfähig sind, kann eine Metastasierung einsetzen. Allerdings folgt auf Dissemination und Invasion nicht unbedingt eine Metastasierung. Diese scheint vom Zelltyp und der lokalen Abwehrsituation abhängig zu sein. Erst wenn es zum Gefäßeinbruch kommt, ist eine Metastasierung sehr wahrscheinlich. Die lymphogene Metastasierung wird durch anatomische Gegebenheiten stark beeinflußt. Desweiteren ist die Tumorausbreitung sehr von der Proliferationskinetik des Zellverbandes abhängig. Sie wird in Tagen bis Jahren angegeben. Das Maß dafür ist die Tumorverdopplungszeit, die den Zellteilungszyklus beinhaltet. Nach der Invasion ist es möglich, daß Zellen in die Phase der Latenz eintreten, d. h. es bestehen lebende Tumorzellen, die aber klinisch nicht in Erscheinung treten und erst nach einer Ruhephase ihre maligne Potenz entwickeln (G_0-Phase). Als Ursache gelten Tumor-Wirt-Interaktionen (immunologische und hormonelle Einfüsse).

Nach der Invasion ist häufig ein Differenzierungverlust der Zellen festzustellen, der sich verstärken kann und so die Progression des malignen Prozesses begründet. Tumoren mit solider Struktur entwickeln eher einen entsprechenden Invasionsdruck, charakteristisch hierfür sind häufig beobachtete Druckatrophien in ihrer Umgebung. Invasionsdruck und Lokomotion der Zellen sind für eine fortschreitende Invasivität notwendig. An der Penetrationsfront kommt es zur weitgehenden Zerstörung von Wirtsstrukturen, wobei zahlreiche proteolytische Enzyme mitwirken. Der Wirtsorganismus baut, angeregt durch den Tumor, um diesen ein Stroma aus Stütz- und Versorgungsgewebe auf. In dissoziierten Tumoren ist die Stromabildung gering, wogegen sie sich um solide Tumoren ausgeprägter darstellt. In einem solchen Stroma wird reichlich Fibrin eingelagert, wodurch eine Bildung von Fibroblasten und Gefäßendothel angeregt wird. Dadurch wird eine Neubildung von Gefäßen induziert, die den peripheren Anteil des Tumors versorgen. Daneben können in die Tumoren auch von seiten des Wirts Agenzien gegen des Tumorwachstum eingeschleust werden. Schließlich dringt der Tumor in destruktiver Art in das Stroma ein und zerstört es. Mit Eindringen von Tumorzellenkomplexen in die Lymphgefäße (Tumorzellembolie) beginnt die Disseminierung in die regionalen Lymphknoten. Diese gelten als Filterstationen für die abgeschwemmten Tumorzellverbände bzw. Einzelzellen. Sollte die Dissemination hier nicht zum Stillstand kommen, mündet die Tumorzelle über die Lymph- in die Blutbahn. Der Ductus thoracicus, aber auch die unteren Hohlvene dienen als Hauptdisseminationswege lymphogener Ausbreitung.

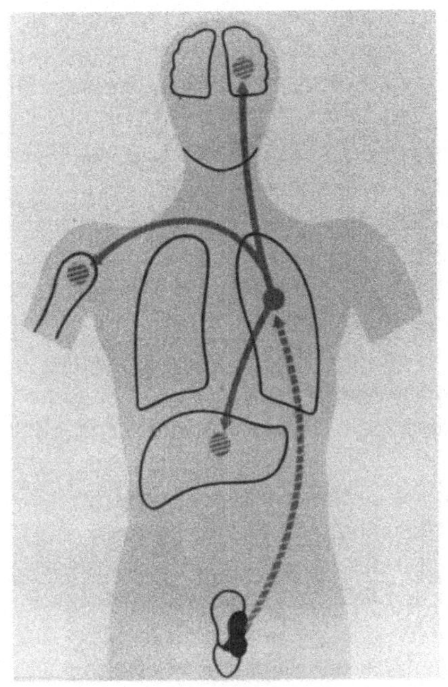

Abb. 2.3. Metastasierungswege beim Zervixkarzinom. (Aus Bender 1984)

Dies scheint auch für das Zervixkarzinom zu gelten. Durch den Einbruch des Tumors in arterielle oder venöse Gefäße erfolgt die hämatogene Metastasierung. Hier sind die Leber und die Lunge mit ihren Kapillarfiltern die erste Stufe der Metastasenbildung. (Allerdings muß festgestellt werden, daß Tumorzellen in der Blutbahn nur geringe Überlebenszeiten besitzen). Entsprechend den Walther-Regeln erfolgt die Primärmetastasierung des Zervixkarzinoms in die Lungen und von dort sekundär in die Leber, das Gehirn und das Knochengewebe (Abb. 2.3).

2.2 Tumorbiologie und Tumorimmunologie

Gerade tumorimmunologische Probleme sind in den letzten Jahren verstärkt in den Blickwinkel des Interesses getreten, um die Wechselbeziehung von Tumorwachstum und Wirtsorganismus näher zu beleuchten. Verschiedene Beobachtungen zur Spontanremission von verschiedenen Malignomen und Metastasen oder zu einem forcierten Tumorwachstum nach Infektionen deuten auf immunologische Einflüsse hin. Gleichzeitig spricht die 15mal höhere Rate an Zervixkarzinomen bzw. deren Vorstufen bei AIDS-infizierten Frauen für dieses Phänomen. Möglicherweise ist auch die höhere Krebshäufigkeit im Alter mit dem Nachlassen bzw. mit Störungen der Immunabwehr zu erklären. Zudem sind auf der Zellmembran sog. tumorspezifische Antigene nachweisbar, die Ursache für eine körpereigene Identifizierung und Abwehr von Tumorzellen sein können.

Nutzbar werden die Erkenntnisse der Tumorimmunologie heute in allererster Linie in der Diagnostik mit Hilfe von monoklonalen Antikörpern. Für das Zervixkarzinom steht ein kommerzieller Kit zur Definition des SCC-("squamous cell carcinoma") Antigens zur Verfügung.

Ähnliches gilt für andere maligne Tumoren, so das Mammakarzinom, das Ovarialkarzinom, bestimmte Leukose, gastrointestinale Tumoren etc.

Monoklonale Antikörper werden aber auch in bildgebenden Verfahren angewandt (Immunszintigraphie). Die therapeutische Nutzung der monoklonalen Antikörper durch Kopplung von Radioisotopen bzw. Chemotherapeutika steckt noch in den Kinderschuhen.

Andere Anwendungsmöglichkeiten der Erkenntnisse der Tumorimmunologie bietet die unspezifische Stimulation zellulärer Abwehrmechanismen etwa durch die BCG-Applikation beim malignen Melanom bzw. beim oberflächlichen Blasenkarzinom.

Nach heutigen Erkenntnissen spielen sowohl zelluläre Elemente des Immunsystems, Antigene der Tumorzellen als auch humorale Faktoren eine Rolle. Aufgrund des sich ständig erweiternden Wissen und der Kurzlebigkeit von Hypothesen auf diesem Gebiet sollen nur kurz einige Grundsätze ausgesprochen werden, die es dem Praktiker erlauben, das gesicherte Wissen einzuordnen. So ließe sich die Immunabwehr des Wirtsorganismus schematisch wie folgt darstellen:

Die in den Organismus eindringenden Antigene bzw. solche, die vom Tumor freigesetzt werden, werden durch ein afferentes System (etwa Makrophagen) an die zellulären Anteile in den lymphatischen Geweben transmittiert. Nach Überprüfung als körpereigen oder körperfremd werde die als fremd erkannten Antigene durch die Bestandteile des Effektorsystems eliminiert. Dadurch ist die Immunüberwachung gegeben. Durch diesen Rückkopplungsmechanismus werden solche Zellen, die sich im Laufe des Lebens durch Spontanmutation maligne transformieren, aufgrund der Veränderung der Antigenität der Oberflächenstrukturen erkannt und können so phagozytiert werden.

Das ist der Idealfall, der erkennbar tumorassoziierte Antigene voraussetzt. Allerdings kann der Tumor aufgrund gering ausgebildeter Tumorantigenität das Abwehrsystem unterlaufen, das dadurch nicht aktiv wird. Das könnte der Fall sein bei einer geringen Tumormasse, wodurch das Angehen des Tumors begünstigt wird. Eine andere Möglichkeit ist die Entwicklung einer Resistenz gegen antigene Strukturen (Bender, 1984).

Gleichfalls ist es möglich, daß durch eine exzessive Expression von Tumorantigenen die Antikörper in der Umgebung gebunden werden und so eine körpereigene Immunantwort ausbleiben könnte. Ungeklärt ist noch die mit der Stromareaktion verbundene Immunkomponente, die es möglicherweise verhindert, daß Antigene in adäquater Menge in die Umgebung freigesetzt werden.

Gleichzeitig wird durch verschiedene Resultate belegt, daß auch der Tumor selbst durch Hemmung der Makrophagenaktivität eine Immunsuppression hervorrufen kann (Riou, 1988).

Die Metastasierung mit sog. "blocking factors", wobei eventuell Antikörper- oder Antigen-Antikörper-Komplexe die Tumoroberfläche bedecken, kann zur Unfähigkeit des Immunsystems führen, die Tumroantigenität zu erkennen. Über diesen Mechanismus und die zellulären Faktoren kann das sog. Tumorenhancement erklärt werden, worunter die Erleichterung des Tumorwachstums verstanden wird. (Woodruft 1980).

Im histologischen Bild wird die Reduktion des lymphozytären Randsaumes durch diesen Mechanismus erklärt, wodurch ebenfalls ein stärkeres Tumorwachstum einsetzen kann. Ein breiter lymphozytärer Randsaum ist Ausdruck einer guten immunologischen Abwehrsituation.

2.3 Zusammenfassung

Hinsichtlich Wachstum und Metastasierung von Tumoren sollten folgende wesentliche Punkte festgehalten werden:

- Wachstum und Transformation der Tumorzellen werden durch Demaskierung von Onkogenen gesteuert.
- Wachstumsfaktoren führen über die Veränderung der Zellmembran zur Stimulierung malignen Zellwachstums.
- Gestörte DNA-Replikation ist dominierendes Merkmal der malignen Zelle.
- Invasionen, Dissemination und Metastasierung folgen tumorbiologisch und molekularbiologischen Gsetzmäßigkeiten.
- Neben dem Infiltrationsdruck führen biochemische und immunologische Veränderungen, die durch den Tumor induziert werden, zur Auflösung der Basalmembran.
- Die Eigenbewegung der Zelle ist wesentliche Voraussetzung für die Infiltration.
- Die Disseminierung des Tumors führt durch Arrosion von Lymph- und Blutgefäßen zur Metastasierung.
- Die Ausbreitung des Zervixkarzinoms erfolgt lymphogen in die regionalen Lymphknoten, hämatogen in die Lunge und sekundär in Hirn, Leber und Knochen.
- Eine Schwächung der immunologischen Abwehrmechanismen führt zu aggressiveren Tumorwachstum, zu höherer Tumorangehrat und schnellerer Metastasierung.

Literatur

Alberts B, Bray D, Levis J, Raft M, Roberts K, Watson JD (1987) Molecular biology of the cell. Garland, New York

Bender HG (1984) Gynäkologische Onkologie für die Praxis. Thieme, Stuttgart

Folkman H, Cotran R (1976) Relation of vascular proliferation to tumor growth. Int Rew Exp Pathol 16:207

Hilgard P (1980) Metastic spread and altered bood coagulability In: Grundmann E (ed) Metastastic tumor growth. Fischer, Stuttgart

Johnson TS, Adelsin MD, Sneige M, Williamson KD, Lee AM, L (1987) Katz R Cervical carcinoma DNA cantent, S-fraction and malignancy grading. Gynecol Oncol 26:41–56

Preis P (1987) Onkogene, Wien Klin Wochenschr 99:37–49

Riou GF (1988) Proto-oncogenes and prognosis in early carcinoma of the uterine cervix. Cancer Surv 7:441–456

Tronik SR, Aaronson SA (1984) Unique interaction of retroviruses with encaryotic alls, In: Hotkins AL, Oldstone MBA (eds) Concepts in viral pathogenesis HSG. Springer, Berlin Heidelberg New York Tokyo

Weinberg RA (1984) Cellular ocogenes and the pathogenesis of cancer. In Hotkins AL, Oldstone MBA (eds) Concepts in viral pathogenesis HSG. Springer, Berlin Heidelberg New York Tokyo

Woodruft MFA (1980) The interachtion of cancer and host; its therapeutic significance, Grunde & Stratton, New York

Worren BA (1981) Cancer all-endotheliae reactions: the microinjury hypothesis and localised thrombosis in the formation of micrometastastis, In: Donatis MB, Daridson JF, Garaltin S (eds) Malignancy and the hemostatic system. Raven, New York 283–317

3 Früherkennung

Das Zervixkarzinom bietet prinzipiell gute Voraussetzungen für die Früherkennung. Dies resultiert aus der guten Zugänglichkeit der Cervix uteri, aus dem heutigen Erkenntnisstand der formalen Genese und der Epidemiologie dieser bösartigen Geschwulste und dem uns zur Verfügung stehendem frühdiagnosti-schen Methodenspektrum.

Kolposkopie und Zytologie sind dabei unverzichtbare Methoden, die keineswegs miteinander konkurrieren, sondern sich ergänzen. Die Kolposkopie ist sowohl für die sichere Entnahme des zytologischen Abstrichs am richtigen Ort als auch für die Lokalisation des veränderten Bezirks an der Zervix erforderlich. Sie korrigiert und verbessert damit das zytologische Ergebnis und kontrolliert es zugleich. In etwa 30–40% der Fälle sind HPV-Erkrankungen der Vulva und Vagina mit klinischen Methoden nicht diagnostizierbar. Diese subklinischen Papillomavirusveränderungen sind somit nur kolposkopisch zu erfassen, was die aktuelle Bedeutung der Kolposkopie unterstreicht. Die Treffsicherheit der Kolposkopie liegt unter der der Zytologie. Da die Qualität der zytologischen Aussage aber durch schlechte Abstrichtechnik und Fehlbeurteilung ebenfalls negativ beeinflußt wird, ergänzen sich beide Methoden zwangsläufig. Zusammen erreichen sie eine Treffsicherheit von über 90% bei der Diagnostik des Zervixkarzinoms und seiner Vorstadien. Falsch-positive Ergebnisse werden in etwa 2% gefunden und führen zu überflüssigen Konisationen. Bender (1984) betont, daß eine Frau, die 30mal zur Vorsorgeuntersuchung geht, ein 10%iges Risiko trägt, wenigstens einmal falsch-positiv eingeordnet zu werden. Abgesehen von der psychischen Belastung der Frau sind diese falsch-positiven Befunde jedoch nicht so folgenschwer wie falsch-negative, da letztere nicht kurzfristig weiter kontrolliert werden. Die Rate falsch-negativer Befunde ist sowohl durch den Arzt (Fehler in der Abnahmetechnik) als auch durch den zytoloischen Arbeitenden (Fehlbeurteilung) bedingt und liegt durchschnittlich bei 6–10%. Kolposkopie und Zytologie können jedoch in ihrer Aussage nicht über einen Karzinomverdacht hinausgehen. Die Diagnosestellung bedarf immer einer histologischen Sicherung durch Konisation oder andere bioptische Methoden.

3.1 Kolposkopie

Die Kolposkopie wurde 1925 von Hinselmann begründet. Als erster betrachtete er die Portio mit einer ca. 10fach vergrößernden Lupe, das dazu verwendete Gerät nannte er Kolposkop. Die wesentlichen kosposkopischen Befunde wurden bereits vor über 60 Jahren von Hinselmann definiert und später u. a. von Mestwerdt und

Ganse ergänzt. In den ersten Jahrzehnten ihrer Anwendung war ihr Stellenwert in der gynäkologischen Routinediagnostik umstritten. Der Argumentation der Kolposkopiebefürworter fehlte die überzeugende Beweisführung an Hand überprüfbarer Daten. Nachdem sich aber auch in der Medizin immer stärker ökonomische Zwänge und das Kostenbewußtsein durchsetzten, konnte mit Hinweisen wie "Kolposkopie vermindert die Zahl der Gewebsentnahmen" und "Kolposkopie erspart Konisationen" in den USA eine deutliche Aufwertung dieser Methode erbracht werden.

Heute sind es die viralen Veränderungen im Genitalbereich, die der Kolposkopie weltweit immer neue Anhänger verschaffen. Burghardt (1987) formuliert die Aufgabe der Kolposkopie aus heutiger Sicht wie folgt:

- Die Kolposkopie ist als frühdiagnostische Methode gleichwertig neben die Zytologie zu stellen. Ein kolposkopisch suspekter Bezirk ist trotz negativer Zytologie abzuklären.
- Die Zytologie gibt den aktuellen Zustand der Zervix wieder. Mit der Kolposkopie können mögliche Entwicklungen vorausgesehen werden. Die Kolposkopie ist damit eine Entscheidungshilfe im Hinblick auf prohylaktische Maßnahmen oder im Hinblick auf eine individualisierte Überwachung der Patienten.
- Die Kenntnis der lupenoptischen Veränderungen an der Zervix ist eine entscheidende Voraussetzung für das Verständnis der Morphogenese des Zervixkarzinoms.
- Die Kolposkopie gehört in die Hand eines jeden Gynägologen. Dies nicht nur zur Verbesserung seiner frühdiagnostischen Tätigkeit, sondern auch zur Erweiterung seines diagnostischen Spektrums. Selbst die Beurteilung eines Fluors wird durch die Kolposkopie erleichert (funktionelle Kolposkopie).
- In der anglo-amerikanischen Literatur sind in den letzten 10–20 Jahren unzählige Arbeiten über die Probleme und Möglichkeiten der Kolposkopie erschienen. Im deutschsprachigen Raum ist nichts Vergleichbares geschehen. Deshalb gilt es deutlich zu machen, daß die Kolposkopie unser Wissen und Können auf einem Gebiet erweitert, das immer noch ein zentrales Problem unseres Fachgebietes darstellt.

Welche Anforderungen müssen an ein Kolposkop für die tägliche Praxis gestellt werden bzw. wie läuft die kolposkopische Untersuchung? Erforderlich ist ein binokulares Kolposkop mit 10- bis 15facher Vergößerung und einer (bei dem modernen Geräten vorhandenen) Halogenlichtquelle. Man erreicht damit eine große Helligkeit ohne Erwärmung des Gerätes. Ein Grünfilter, das in den Lichtstrahlengang einschaltbar ist, läßt die Blutgefäße erheblich kontrastreicher hervortreten und qualifiziert die Gefäßdiagnostik. Die 3%ige Essigsäure muß bei jeder kolposkopischen Untersuchung angewendet werden. Sie ermöglicht eine klare Differenzierungen der gutartigen und der sog. atypischen Befunde. Das Zylinderepithel des Zervikalkanals tritt dabei in Form weißer Träubchen hervor. Die Schiller-Jodprobe kommt dagegen nur fakultative zur Anwendung, wobei normale Jodtinktur benutzt wird. Hierbei wird das atypische Epithel infolge seiner Glykogenarmut nicht (braun) angefärbt, während sich das umgebene Plattenepithel auf Grund seines Glykogengehaltes dunkelbraun verfärbt. Die Schiller-Jodprobe ist aber nicht spezifisch genug und zeigt z. B. bei entzündlichen Veränderungen auch einen negativen Befund. Bei der Kolposkopie ist die Zylinderepithel-Plattenepithel-Grenze der Zervix uteri als Prädilektionsstelle für die Krebsentstehung besonders zu beachten.

Nachfolgend eine Übersicht über die kolposkopischen Befunde:

Normale Befunde:

1. Originäres Plattenepithel
2. Zylinderepithel – Ektopie
3. Umwandlungszone – Transformationszone

Abnorme (atypische) Befunde:

1. Punktierung (zart-grob) – punktförmige Gefäßveränderung
2. Mosaik (zart-grob) – mosaik- bzw. felderungsmäßig angeordnete Gefäßveränderung
3. Leukopladie (zart-grob) – Verhornungsbezirk
4. Atypische Umwandlungszone – Transformationszone, nebeneinander Formationen aus Zylinderepithel und Plattenepithel mit atypischen Gefäßformationen

Verschiedene Befunde:

1. Polypen, Zysten
2. Papillom – Kondylom
3. Erosio (echter Epitheldefekt)
4. Atrophie
5. Entzündung

Zur Verlaufskontrolle kolposkopischer Befunde ist eine schematische Dokumentation oder Fotodokumentation erforderlich.

3.2 Zytologie

Die moderne Zytologie hat eine ähnlich lange Vorgeschichte wie die Kolposkopie. Zwei Namen sind hier zu nenne: nämlich der des Rumänen Babes und der von Papanicolaou. Beide publizierten unabhängig voneinander Arbeiten über neue Methoden der Krebsdiagnostik. Das besondere Verdienst von Papanicolaou besteht darin, für die Anwendung bzw. Auswertung der Zytologie Organisationsformen geschaffen zu haben, die auch heute noch von Bedeutung sind.

Einen ersten deutlichen Aufschwung erfuhr die Zytologie Mitte der 40er Jahre vor allem in den USA. 1948 wies die American Cancer Society auf die Bedeutung dieser Methode für die Krebfrüherkennung hin und regte die Einrichtung zytologischer Labore an. Letztendlich waren es die nach diagnostischen Lösungen drängenden Probleme der Gynäkologie, die in den 60er Jahren dann der Zytologie auch in Europa zum endgültigen Durchbruch verhalfen. Im deutschsprachigen Raum war diese Entwicklung u. a. verbunden mit dem Wirken von Igel, Zinser, Wied, Stoll, Soost, Hillemanns und Zimmer.

Heute gilt die Zytologie, ergänzt durch die Kolposkopie, als die leistungsfähigsten Methode für die Diagnostik des Zervixkarzinoms und seiner Vorstadien, und es steht außer Zweifel, daß regelmäßige durchgeführte zytologische Screeninguntersuchungen nicht nur zum Absinken der Morbidität, sondern auch der Mortalität am Zervixkarzinom führen. Die Treffsicherheit der Zytologie liegt etwa bei 90%, setzt allerdings eine gute Zusammenarbeit zwischen Gynäkologen, Zytologen und Histologen voraus.

Die Qualität der Zytodiagnostik wird von vielen Einflußfaktoren bestimmt. Auskunft über mögliche Ursachen falsch-negativer zytologischer Befunde gibt die folgende Übersicht:

1. Arzt (Einsender):

- Entnahme am falschen Ort,
- Entnahme nach Abtupfen der Portio bzw. Essigsäureanwendung,
- Entnahme bei ausgeprägter Entzündung, Kontaktblutung,
- Makrokarzinom,
- zu wenig Material, ungenügende Fixation des Abstrichs.

2. Zytologe (Labor):

- mangelnde Erfahrung,
- Übersehen einzelner atypischer Zellen,
- technische insuffiziente Abstriche.

3. Weitere Faktoren:

- unterschiedliche Abschilferungstendenz des atypischen Epithels,
- Unzugänglichkeit des Tumors (hochsitzender bzw. kleiner Tumor),
- Degeneration und Autolyse des Tumors.

Ärztlicherseits von entscheidender Bedeutung ist der gynäkologische Untersuchungsablauf und die zytologische Materialgewinnung. Die Abstrichentnahme sollte stets am Anfang der gynäkologischen Untersuchung stehen und die Untersuchung unter Einschluß der Kolposkopie dabei wie folgt ablaufen:

1. Inspektion des äußeren Genitale,
2. Einstellung der Portio, Inspektion von Vagina und Muttermund,
3. einfache Kolposkopie,
4. Abstrichentnahme Portio-Zervix (Watteträger, Holz- oder Plastikstapel), sofortige Fixation,
5. erweiterte Kolposkopie mit 3%iger Essigsäure,
6. gynäkologische Tastuntersuchung mit Einbeziehung der rektalen Kontrolle ab 40. Lebensjahr.

Bei der Abstrichentnahme ist zu beachten, daß ausreichend Material von der Ekto- und Endozervix gewonnen wird, das auf einen Objektträger allerdings separat aufgetragen wird. Bei der älteren Frau ist der interzervikale Abstrich besonders wichtig, weil sich die Plattenepithel-Zylinderepithel-Grenze als Ausgangspunkt der meisten pathologischen Veränderungen in den Zerviakalkanal hinein verschiebt. Bei Blutungen wird das Zellmaterial meist von Erythrozyten überlagert und die zytologische Aussage so eingeschränkt. Die sofortige Fixierung des Abstrichs ist von großer Bedeutung. Sonst trocknet der Abstrich ein, und die Struktur und Anfärbbarkeit der Zellen wird so stark verändert, daß die zytologische Diagnostik erschwert oder unmöglich wird.

Die Zytodiagnostik erfordert keinen besonderen materiellen Aufwand. Entscheidend ist jedoch ein gut arbeitendes Labor mit entsprechend qualifizierten Zytologen.

Die Durchführung flächendeckender Screeningprogramme führt allerdings zu einer erheblichen personellen Belastung der zytologischen Laboratorien. Die zeit- und personalaufwendige Prescreening, bei dem etwa 80–90% unauffälliger Abstriche ausgemustert werden, ist dabei der kapazitätsbegrenzende Faktor. Alle Versuche, dieses Prescreening zu automatisieren, blieben jedoch bisher ohne Erfolg. Der entscheidende Nachteil der Automatisierungsprogramme ist die bisher zeitaufwendige Messung und die noch ungenügende Praxiserprobung hinsichtlich der diagnostischen Sicherheit.

Die zytologische Nomenklatur stellt das Bindeglied, die gemeinsame Sprache, zwischen Gynäkologen, Zytologen und Pathologen dar. Die Tabellen 3.1 und 3.2 präsentieren derzeit verbindliche zytologische Nomenklaturen in Deutschland.

Welche Übereinstimmung gibt es zwischen den beiden Nomenklaturen, wo gibt es Differenzen? In beiden Diagnoseschemen umfassen die Gruppen I und II negative bzw. unverdächtige Befunde. Entzündliche Veränderungen wie Trichomonadenbefall, Virusinfektionen und follikuläre Zervizitis gehören hier ebenfalls

Tabelle 3.1. Berliner zytologisches Diagnosescheme

Gruppe	I:	Zellen des originären Epithels
Gruppe	II:	Zellveränderungen entzündlicher Genese, regenerative, hyperplastische oder metaplastische Zellen
Gruppe	II K:	Offenbar Zellveränderungen bei starker Entzündung, wohl aber reaktive bedingt
Gruppe	III:	Verdächtige unklare Zellveränderungen, die infolge starker Entzündungen oder Atrophie nicht sicher als Atypie beurteilt werden können
Gruppe	IV:	Zellen einer schweren Dysplasie und eines Carcinoma in situ ohne jeglichen Hinweis für ein Makrokarzinom
Gruppe	V:	Zelluläre und nichtzelluläre Hinweise für ein mögliches Makrokarzinom

Tabelle 3.2. Münchner Diagnoseschema der gynäkologischen Zytodiagnostik

Gruppe	Zytologischer Befund	Notwendige Maßnahmen
I	Normales Zellbild	
II	Entzündliche regerative, metaplastische oder degenerative Veränderungen Hyper- und Parakereatosezellen	Eventuell Abstrichwiederholung
III	Schwere entzündliche oder degenerative Veränderungen u./o. schlecht erhaltenes Zellmaterial: Carcinoma in situ oder invasives Karzinom nicht auszuschließen; abnorme Drüsen- und Stromazellen des Endometrius nach Menopause	Kurzfristige zytol. Kontrolle Aufhellungskontrolle eventuelle histol. Klärung
III D	Zellen einer Dysplasie leichten bis mäßigen Grades	Zytol. Kontrolle in 3 Monaten
IV a	Zellen einer schweren Dysplasie oder eines Carcinoma in situ	Histologische Klärung
IV b	Zellen einer schweren Dysplasie oder eines eines Carcinoma in situ, invasives Karzinom nicht sicher auszuschließen	
V	Zellen eines invasiven Karzinoms oder anderer amligner Tumoren	
O	Technisch unbrauchbare (z. B. zu wenig Material, unzureichende Fixierung	Sofortige Klärung

her. Diese Übereinstimmung gibt es auch bei den Gruppen IV und V, die eine sofortige histologische Abklärung erforderlich machen. Die Gruppen II K und III (Berliner Schema) bzw. III und III D (Münchener Schema) bedürfen einer kurzfristigen Kontrolle, eventuell nach vorheriger Entzündungs- bzw. Hormonbehandlung. Wiederholte Pap.-III-Befunde sollten einer qualifizierten Einrichtung zur weiteren präbioptischen bzw. bioptischen Klärung zugeführt werden. Bei dysplastischen Veränderungen, die nach 1–2 Jahren keine Rückbildungstendenzen zeigen, ist die histologische Klärung in Form der Konisation zu empfehlen.

In der Berliner Nomenklatur fehlen die Diagnosegruppen III D und IV a, die nach Ansicht der Inauguratoren dieses Schemas mehr eine prospektive Einschätzung des zu erwartenden histologischen Befundes beinhalten, für die es im Massenscreening keine Berechtigung gibt.

3.3 Differentialzytologie

Die Grenze zwischen Befunden, bei denen eine zytologische Kontrolle noch ausreichend ist und solchen, die eine kurzfristige histologische Abklärung erfordern, liegt zwischen Dysplasie mäßigen und schweren Grades. Die Differentialzytologie versucht, diese Grenze aufzuzeigen. Sie ist außerordentlich schwierig und verlangt einige Voraussetzungen. So müssen alle störenden Faktoren wie Entzündungen, hormonale Dyregulation usw. abgestellt bzw. behandelt werden.

Die dabei beobachtete Therapieresistenz ist mitunter ein wichtiger diagnostischer Hinweis. Die Differentialzytologie ist keine Methode der prospektiven Diagnostik, sie kann und soll auch nicht die Histologie ersetzen. Die Nomenklatur ihrer Beurteilung entspricht allerdings der histologischen Nomenklatur. Worin liegt die Bedeutung differentialzytologischer Befunde?

1. Leichte bis mäßige Dysplasien sind rückbildungsfähig, so daß zytologische Verlaufskontrolle genügen. so werden unnötige Konisationen vermieden.
2. Bei zytologischem Hinweis auf ein invasives Karzinom mit nachfolgendem negativem histologischem Befund müssen weitere diagnostische Maßnahmen veranlaßt werden.
3. In der Schwangerschaft kann man sich bei zytologischem Verdacht auf Dysplasie oder Carcinoma in situ abwartend verhalten. Der Verdacht eines invasiven Karzinoms muß sofort abgeklärt werden.

Die Differentialzytologie verlangt eine große gynäkologische und zytologische Erfahrung uns sollte daher immer in ein Zervixsprechstunde einer entsprechend qualifizierten Einrichtung eingebunden sein.

3.4 Diagnosesicherung

Die Diagnose des klinisch sicheren Zervixarzinoms wird durch Inspektion mit Kolposkopie, retrovaginaler Palpation mit vorhergehendem Chrobak-Sondenversuch, Probeexzision aus dem klinisch suspektem Bezirk oder fraktionierter Abrasio gestellt.

Aufgabe der Früherkennung ist jedoch die Abklärung unklarer oder suspekter kolposkopische und/oder zytologischer Befunde. Dies kann und soll nach übereinstimmender Meinung durch die Konisation erfolgen. Die Konisation erlaubt eine Beurteilung der Verlängerungen in ihrer Gesamtheit und gibt Auskunft über die zu fordernde Entfernung der suspekten Veränderungen im Gesunden. Sie wird ergänzt durch eine Abrasio der Restzervix und ab dem 40. Lebensjahr durch eine Kürettage des Cavum uteri. Die Frühveränderungen können nur eindeutig klassifiziert werden, wenn man sie zuvor in toto entfernt und mit entsprechender Schnittzahl histomorphologisch beurteilt. Während in den histologischen Labors von

Frauenkliniken 60–100 Schnitte gefordert werden, ist dies in pathologischen Instituten mit ihrem umfangreichen Einsendematerial oft nicht möglich.

Möbius verweist jedoch darauf, daß bei entsprechender Schnittechnik 12 Schnitte ausreichen, um ein Mikrokarzinom zu entdecken.

Die Konisation ist keineswegs eine Anfängeroperation. Nach dem Sichtbarmachen der atypischen Veränderungen auf der Portio durch Betupfen der Portio mit Lugol-Lösung wird aus der Zervix ein kegelförmiger Gewebsbezirk herausgeschnitten. Die Basis des Konus liegt im Portiobereich, die Spitze im Zervikalkanal. In Abhängigkeit von der Lokalisation der Plattenepithel-Zylinderepithel-Grenze der Zervix hat der Konus in der Zeit der Geschlechtsreife der Frau eine breitere und die Postmenopause eine schmalere Basis mit einer entsprechenden Verschiebung der Konusspitze in den Zervikalkanal. Die technische Durchführung der Konisation variiert, entweder kalt mit Messer und Schere, Elektrokonisation oder neuerdings die Laserkonisation. Entscheidend ist immer die ausreichende Konusgröße und die exakte Beurteilung der Schnittränder.

Alle anderen Verfahren umschriebener Gewebsentnahme (Probeexzision, Knipsbiopsie, Portioabschabung und Ringbiopsie) ergänzen die Kolposkopie und Zytologie als Suchmethoden, ohne jedoch die für die Therapieplanung erforderliche histologische Enddiagnose zu bringen. Unter gewissen Bedingungen haben sie jedoch ihre Berechtigung. So z. B. in der zweiten Schwangerschaftshälfte, wenn es gilt, eine Invasion auszuschließen (mit definitiver histologischer Klärung nach der Entbindung). Auch bei geplanter Hysterektomie aus nichtonkologischer Indikation kann bei Verdacht auf zervikale intaepitheliale Neoplasie ein solches diagostisches Vorgehen unter Einschluß der Zervixkürrettage der Uterusexstirpation vorgeschaltet werden.

3.5 Screeningprogramme

Trotz der von Epidemiologen geäußerten Zweifel an der Wirksamkeit zytologischer Krebsvorsorgeuntersuchungen haben teritorial organisierte Screeningsprogramme in vielen Ländern zu einem deutlichen Rückgang der Morbidität und Mortalität an Zervixkarzinom geführt.

Das erste Screeningprogramm dieser Art wurde 1949 in British-Columbia (Kanada) eingeführt und reduziert die Erkrankungshäufigkeit beim Zervixkarzinome um ca. 70%. Ein Rückgang der Mortalität trat erwartungsgemäß später, nach 10jähriger Screeninglaufzeit, ein und erreichte bis 1974 eine Größenordnung von 55%. Die Einbeziehung 4 weiterer Provinzen Kanadas bestätigte diese Ergebnisse. Das kanadische Task Force 1982 empfiehlt daher eine jährliche Screeninguntersuchung sexuell aktiver Frauen zwischen dem 18. und 35. Lebensjahr und danach zytologische Kontrollen im Fünfjahresabstand.

In den USA wurden erste regionale Screeningaktivitäten 1950 wirksam. In Louisville (Kentucky) und Ohmstedt County (Minnesota) konnte über einen Zeitraum von 20 Jahren die Inzidenz an Zervixkarzinom erheblich reduziert werden,

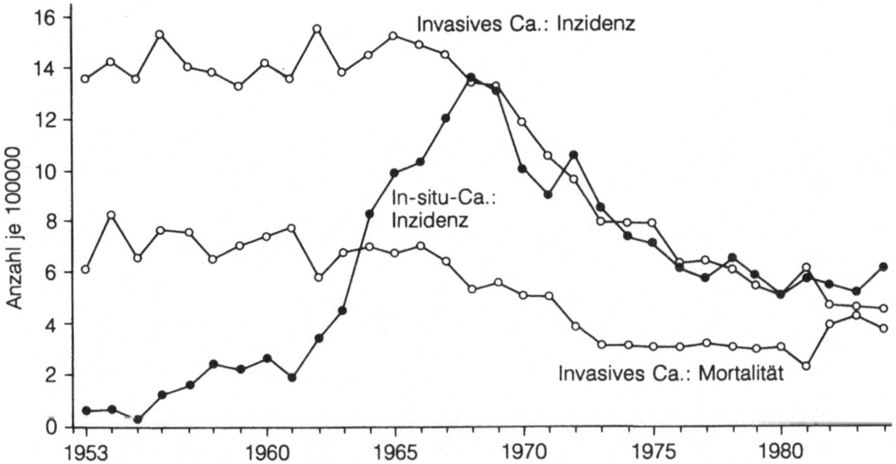

Abb. 3.1. Inzidenz und Mortalität an invasivem Zervixkarzinom sowie Inzidenz an Carcinoma in situ in Finnland von 1953–1984. (Aus Hakama u. Louhivuori 1988)

bei gleichzeitigem Rückgang der Mortalität um ca. 50%. Die American Cancer Society empfiehlt, das Screening mit Beginn sexueller Aktivitäten im Dreijahresabstand durchzuführen.

In Großbritannien wurden seit 1960 zytologsiche Vorsorgeuntersuchungen durchgeführt. In Aberdeen (Schottland) wurden dabei ca. 90% der Frauen einmal jährlich untersucht – mit dem Ergebnis der Inzidenzminderung um über 50% und einem Mortalitätsrückgang um etwa 30%.

Vergleichbare Berichte liegen aus England und Wales vor. Die Britische Zytologische Gesellschaft hält zwischen dem 25. und 35. Lebensjahr eine zytologische Vorsorgeuntersuchung im Abstand von 5 Jahren für angemessen, mit nachfolgendem 3jährigem Intervall bis zum 70. Lebensjahr.

Besonders beachtenswert sind die Screeningergebnisse in den nordeuropäischen Ländern. Die Einführung landesweiter Screeningprogramme in Finnland, Island und Schweden Mitte der 60er Jahre führte bis 1985 zu einem Absinken der Morbidität um fast 70% und zu einem deutlichen Rückgang der Mortalität (Abb. 3.1 und 3.2).

In Dänemark, einem Land hoher Inzidenzrate, beschränkt sich das Screening auf einzelne Landesteile. Auch hier ist ein Rückgang von Inzidenz und Mortalität zu beobachten, aber nicht in dem Ausmaß der vorher genannt nordischen Länder. Auffallend auch der Unterschied zwischen gescreenter und nichtgescreenter weiblichen Bevölkerung: Bei den nichtgescreenten Frauen ist ebenfalls eine Reduzierung von Inzindenz und Mortalität an Zervixkarzinom erkennbar, die aber bei den gescreenten Frauen wesentlich deutlicher ausfällt (Abb. 3.3 und 3.4).

Im Gegensatz zu den genannten nordischen Ländern in Norwegen, einem Land mit primär niedriger Inzidenzrate, nur etwa 5% aller Frauen einer zytologischen Vorsorgeuntersuchung unterzogen. Hier stieg die Inzidenzrate bis 1975 langsam,

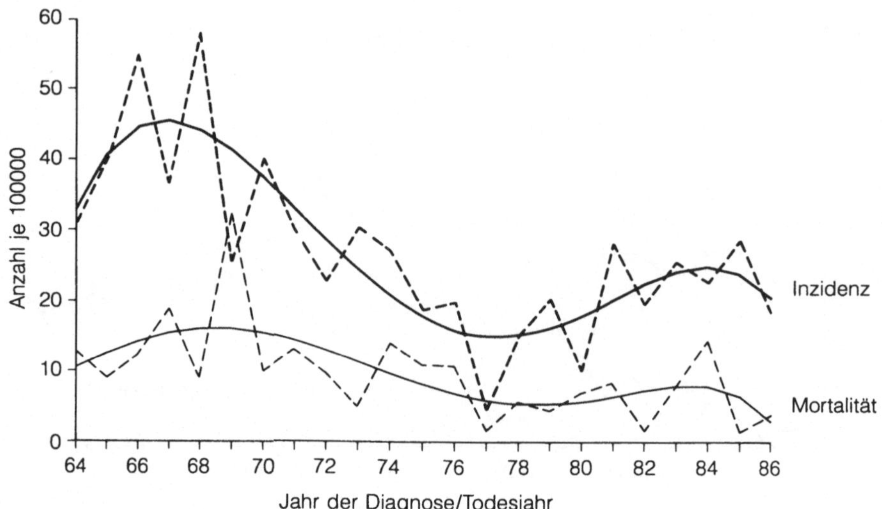

Abb. 3.2. Inzidenz und Mortalität an Zervixkarzinom bei über 20jährigen in Island von 1964–1986. (Nach Sigurdsson 1989)

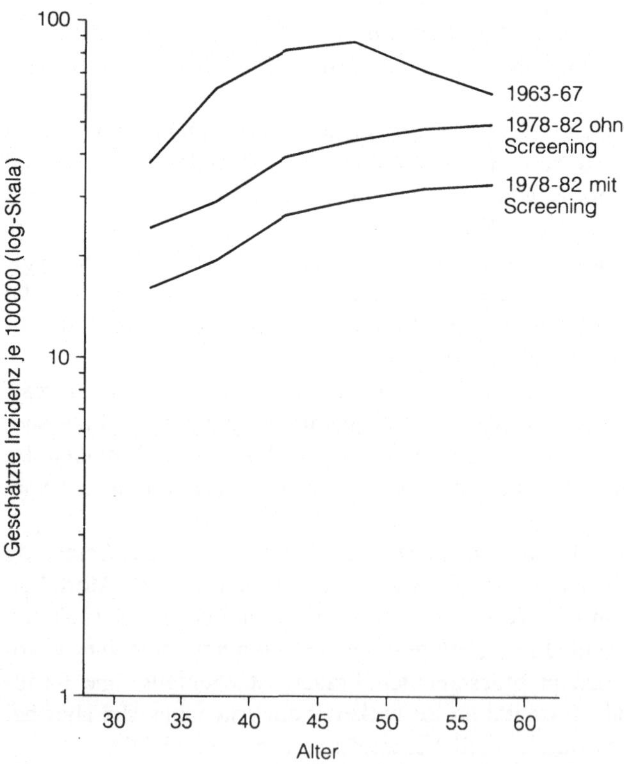

Abb. 3.3. Inzidenz an Zervixkarzinom in Dänemark 1963–1967 und Inzidenz 1978–1982 in einer gescreenten und einer nichtgescreenten Bevölkerungsgruppe. (Nach Lynge 1989)

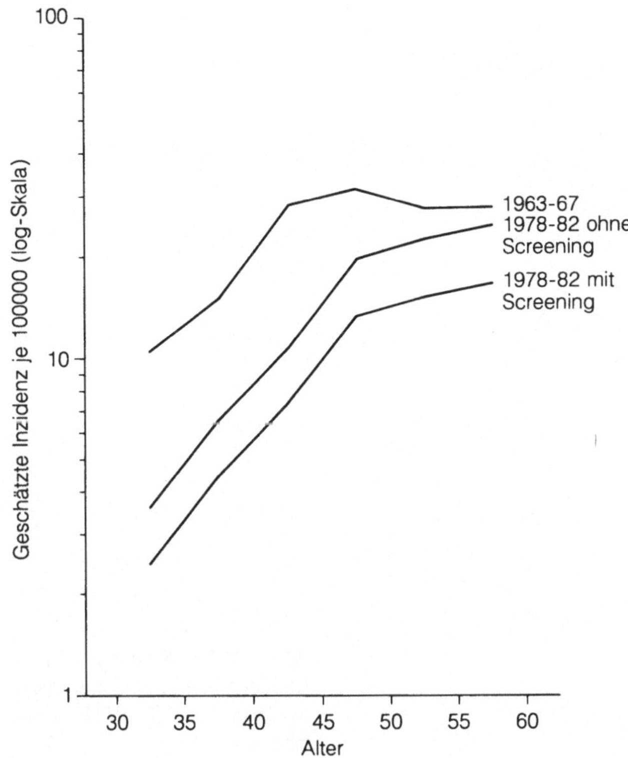

Abb. 3.4. Mortalität an Zervixkarzinom in Dänemark 1963–1967 und Mortalität 1978–1982 in einer gescreenten und einer nichtgescreenten Bevölkerungsgruppe. (Nach Lynge 1989)

aber stetig an. Der dann registrierte Rückgang der Erkrankungshäufigkeit liegt aber immer noch deutlich über dem Niveau von Finnland, Island und Schweden.

Zu den Screeningmodalitäten der letztgenannten Länder ist folgendes zu sagen: In Finnland werden die Screeninguntersuchungen in 5jährigem Abstand bei 30- bis 60jährigen Frauen durchgeführt, in Schweden bei der gleichen Altersgruppe in 4jährigem und in Island zwischen dem 25. und 70. Lebensjahr in 2- bis 3jährigem Abstand.

Voraussetzungen für ein erfolgreiches Screening sind, so Hakama (1978) auf Grund der finnischen Ergebnisse, eine populationsbezogene Untersuchung mit hohem Durchuntersuchungsgrad und ein exaktes Screeningregime einschließlich entsprechender Qualtitätskontrollen.

Der Rückgang von Inzidenz und Mortalität an invasivem Zervixkarzinom durch systematische Screeninguntersuchungen ist auch in Deutschland zu beobachten. Das hier seit über einem Jahrzehnt laufende Zytologieprogramm umfaßt die Altersgruppe der 20- bis 65jährigen Frauen. Die Abstrichentnahme erfolgt in 2jährigem Intervall jeweils von Portio und Zervikalkanal. Die Einbindung des

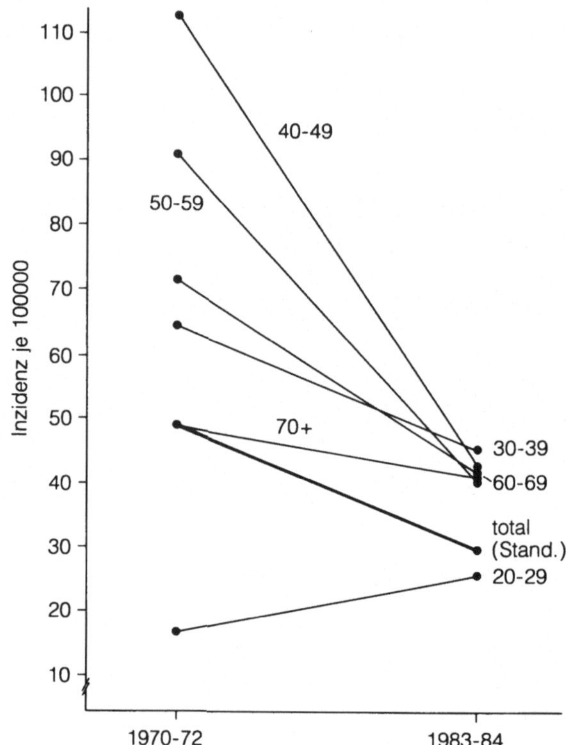

Abb. 3.5. Altersspezifische Inzidenz an Zervixkarzinom in Berlin 1970–1984. (Aus Ebeling 1987a)

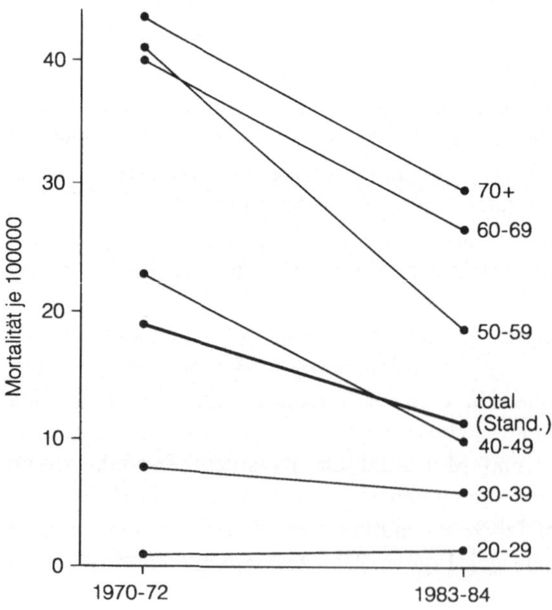

Abb. 3.6. Altersspezifische Mortalität an Zervixkarzinom in Berlin 1970–1984. (Aus Ebeling 1987a)

zytologischen Screenings in die gynäkologische Grundbetreuung hat sich bewährt und zu einem hohen Durchuntersuchungsgrad geführt. Die Ergebnisse des Zytologieprogramms Berlin-Ost stehen dafür beispielhaft und wurden von Ebeling (1987, b; Ebeling u. Nischan 1986) wiederholt dargestellt und wie folgt beschrieben: Nach Einführung des Screeningprogramms 1972 kam es bis 1978 zu einem deutlichen Anstieg der Carcinoma-in-situ-Fälle mit nachfolgender Stabilisierung auf dem erreichten Niveau. Auch der Anteil der Stadien I, und hier wiederum der Ia-Fälle, stieg bis 1982 auf 60% der Gesamtfallzahl an. Insgesamt aber war zwischen 1970 und 1984 ein Inzidenzrückgang an invasivem Zervixkarzinom in Berlin um 40% zu beobachten. In der Altergruppe der 40- bis 60jährigen Frauen erreichte der Erkrankungsrückgang Werte um 60% (Abb. 3.5).

Die Mortalität an invasivem Zervixkarzinom konnte von 1972 bis 1984 ebenfalls um 40% reduziert werden. Der Rückgang mit 56% ist wiederum am ausgeprägtesten in der Altersgruppe der 40- bis 60-jährigen Frauen (Abb. 3.6).

Bei der Analyse der Screeninganamnese von Frauen mit einem invasivem Zervixkarzinom wurde ein deutlicher Unterschied hinsichtlich des Erkrankungsrisikos für Nichtgescreente (1979/1980: 119,2/100 000) und Gescreente (38,8/100 000) gefunden. Diese Zahlen machen deutlich, so Ebeling, daß das zytologische Screening auf Zervixkarzinom einen Teil der Frauen vor der Entwicklung eines invasiven Zervixkarzinoms schützt (Abb. 3.7).

In diesem Zusammenhang wurde auch das relative Erkrankungsrisiko an invasivem Zervixkarzinom für Nichtgescreente und Gescreente in einer Fallkontrollstudie ermittelt und festgestellt, daß das Erkrankungsrisiko nichtgescreenter Frauen 5fach erhöht ist gegenüber Screeningteilnehmerinnen. Ingesamt wurden in der gescreenten Berliner Bevölkerung (Durchuntersuchungsgrad 70%) 74% aller invasiven Zervixkarzinome durch das Screeningprogramm verhütet. Damit hat das zytologische Screeningprogramm auf Zervixkarzinom seine außerordentliche Ef-

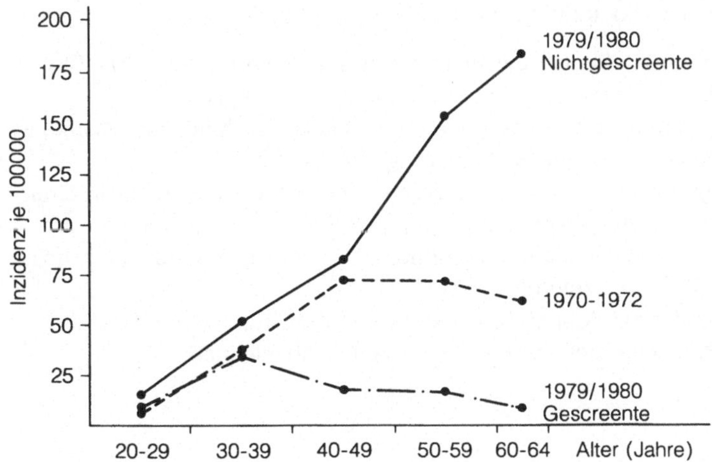

Abb. 3.7. Inzidenz an Zervixkarzinom Stadien Ib-IV in Berlin 1970–1972 sowie 1979/1980 für gescreente und nichtgescreente Frauen. (Aus Ebeling 1987b)

fektivität bewiesen und stellt einen wesentlichen Beitrag zur primären und sekundären Prävention des invasiven Zervixkarzinoms dar.

3.6 Zusammenfassung

Das Zervixkarzinom bietet gute Voraussetzungen für eine Verhütung und Früherfassung. Dies resultiert aus der guten Zugänglichkeit der Cervix uteri, aus dem heutigen Erkenntnisstand hinsichtlich formaler Genese und Epidemiologie des Zervixkarzinoms und dem uns zur Verfügung stehenden frühdiagnostischen Methodenspektrum.

Dabei ist die Kolposkopie als frühdiagnostische Methode gleichwertig neben die Zytologie zu stellen. Ein kolposkopisch suspekter Bezirk ist trotz negativer Zytologie abzuklären.

Die Zytodiagnostik ist die praktisch leistungsfähigste Methode für die Diagnostik intraepithelialer Neoplasien sowie frühinvasiver und okkulter Karzinome.

Falsch-positive zytologische Befund bilden den geringsten Anteil von Fehlbeurteilung. Im Massenscreening muß man aus unterschiedlichen Gründen prinzipiell mit 20–30% falsch-negativen zytologischen Befunden rechnen.

Verdächtige oder positive zytologische Befunde ohne eindeutigen Hinweis auf ein invasives Karzinom sind durch eine spezialisierte präbioptische Diagnostik abzuklären. Die Differentialzytologie ist hier von entscheidender Bedeutung. DNS-Durchflußfluoreszenzzytophotometrie und die Impedanzmessung an kolposkopisch suspekten Bezirken sind wegen des Aufwandes nur im Einzelfall hilreich.

Die Konisation ist die Methode der Wahl zur Abklärung verdächtiger zytologischer oder kolposkopischer Befunde. Probeexzisionen, Knipsbiopsien, Portioabschabung und die Ringbiopsie haben nur in Ausnahmefällen ihre Berechtigung.

Wesentliche Aussagen von populationsbezogenen Screeningprogrammen zur Früherkennung des Zervixkarzinoms in verschiedenen Ländern sind:

- Durch ein Screening läßt sich die Inzidenz invasiver Formen um 40–70% reduzieren. Auch die Mortalität zeigt einen deutlichen Rückgang.
- Nichtteilnehmerinnen am Screening haben ein bis zu 5fach höheres Risiko, an Zervixkarzinom zu erkranken, als Screeningteilnehmerinnen.
- Trotz Screening entstandene invasive Karzinome werden bevorzugt in früheren und prognostisch günstigen Stadien entwickelt.
- Durch Diagnostik und Therapie intraepithelialer Neoplasien wird eine primäre Prävention des Zervixkarzinoms erreicht.
- Eine Integration des zytologischen Screenings in die Grundbetreuung erscheint sinnvoll, eine Konzentration auf Risikogruppen ist abzulehnen.

Literatur

Siehe Kap. 4.

4 Epidemiologie

Erfolgversprechende Maßnahmen zur Krebsprävention resultieren gegenwärtig im wesentlichen aus den Ergebnissen der epidemiologischen Krebsforschung und den Erkenntnissen der Erforschung kanzerogener Noxen. Daraus leiten sich nicht nur für die Organisation der Geschwulstbekämpfung, sondern auch für die unmittelbare medizinische Betreuung und einer Vielzahl nichtmedizinischer Bereiche konkreter Aufgaben ab. So gesehen ist die Epidemiologie unmittelbarer Bestandteil der Krebsbekämpfung, dies gilt insbesondere auch für das Zervixkarzinom.

4.1 Inzidenz und Mortalität

Das Zervixkarzinom gehört nach wie vor zu den häufigsten bösartigen Neubildungen des weiblichen Genitales mit allerdings zum Teil deutlichen geographischen und ethnischen Unterschieden. Erfassung und Beschreibung von Inzidenz und Mortalität dieser Geschwulstart werden kompliziert durch das unterschiedliche Niveau von Krebsregistern und der zum Teil unscharfen Abgrenzung gegenüber dem Endometriumkarzinom bzw. dem Carcinoma in situ der Zervix.

In Ermangelung exakter, territorial organisierter Morbiditätsstatistiken in vielen Ländern beziehen sich erste Angaben über die Häufigkeit von Zervixkarzinomen zunächst auf Klinikstatistiken bzw. auf den Inzidenzvergleich zwischen Zervix- und Endometriumkarzinom. So hat Hinselmann 1930 24 493 Uteruskarzinome aus 22 Kliniken zusammengestellt, von denen 22 941 auf die Cervix uteri entfielen und 1 552 auf das Corpus uteri: Das entspricht einem Verhältnis von etwa 15 Zervixkarzinomen auf ein Endometriumkarzinom.

Huber berichtete in den 50er Jahren über eine Relation zwischen Zervix- und Endometriumkarzinom von 6,5:1,0, und nach Held kamen im Zeitraum von 1961 bis 1967 auf ein Endometriumkarzinom statistisch 1,7 Zervixkarzinome. Existierten in den Jahren zwischen 1930 und 1939 im Weltmaßstab nur 3 populationsbezogene Krebsregister, betrug ihre Anzahl 1983 bereits mehr als 120. Damit war die Möglichkeit gegeben, Inzidenz und Mortalität an Zervixkarzinom auch international zu vergleichen. Tabelle 4.1 gibt Auskunft über die Erkrankungshäufigkeit an Zervixkarzinomen in verschiedenen Ländern.

Die Angaben machen deutlich, daß in Europa neben Rumänien, Dänemark und den genannten Bundesländern der BRD vor allem die DDR zu den Gebieten mit hoher Erkrankungshäufigkeit gehört.

So beträgt die kumulative Erkrankungshäufigkeit hier bis zum 65. Lebensjahr etwa 1,8%. Von besonderer Bedeutung ist aber auch der Verlust an Lebensjahren durch vorzeitiges Sterben an Zervixkarzinomen, der statistisch gegenwärtig ca. 10 Jahre pro verstorbener Patientin beträgt (Tabelle 4.2).

Tabelle 4.1. Inzidenz an Zervixkarzinomen in verschiedenen Ländern bzw. Länderregionen. (Nach Waterhouse et al. 1982)

Land/Region	Inzidenz/100 000
Kolumbien (Cali)	52,9
Brasilien (Sao Paulo)	37,5
Neuseeland (Maori)	32,6
DDR	30,1
Rumänien (Cluj)	29,0
Dänemark	23,0
BRD – Saarland	22,3
BRD – Hamburg	18,4
Schweden	12,7
Schweiz – Genf	11,8
Finnland	8,5
USA – Connecticut	8,4

In den letzten 2 Jahrzehnten zeigt die Erkrankungshäufigkeit und Mortalität am Zervixkarzinom eine deutlich fallende Tendenz (die Mortalität allerdings nicht in dem Maße wie die Inzidenz). Entscheidend hierfür ist u. a. die konsequente Realisierung von Screeningprogrammen mit entsprechend hohem Durchuntersuchungsgrad der Zielpopulation.

So wurden zytologische Screeningprogramme zur wirksamsten Maßnahme in der Bekämpfung des Zervixkarzinoms. Die wichtigsten Resultate dabei sind das Absinken der Erkrankungshäufigkeit an invasiven Zervixkarzinomen um 40–70% und ein deutlicher Rückgang des Risikos für Erkrankung und Tod an dieser bösartigen Neubildung bei gescreenten gegenüber nichtgescreenten Frauen.

Tabelle 4.2. Inzidenz, Mortalität und Verlust an Lebensjahren durch vorzeitiges Sterben für die häufigsten bösartigen Neubildungen der Frau in der DDR. (Mod. nach Ebeling 1987a)

Lokalisation (IKK)		Inzidenz (1981)	Moralität (1982)	Verlorene Lebensjahre 1–65 Jahre (1982)
Brustdrüse	(174)	68,0	29,2	19,9
Cervix uteri	(180)	31,4	10,4	9,9
Magen	(151)	26,1	23,6	6,8
Dickdarm (exkl. Rektum)	(153)	24,4	17,0	3,4
Corpus Uteri	(182)	23,6	7,4	2,1
Rektum u. Rektum-Sigma-Übergang	(154)	20,5	15,9	3,8
Ovar	(183)	19,6	14,6	9,7

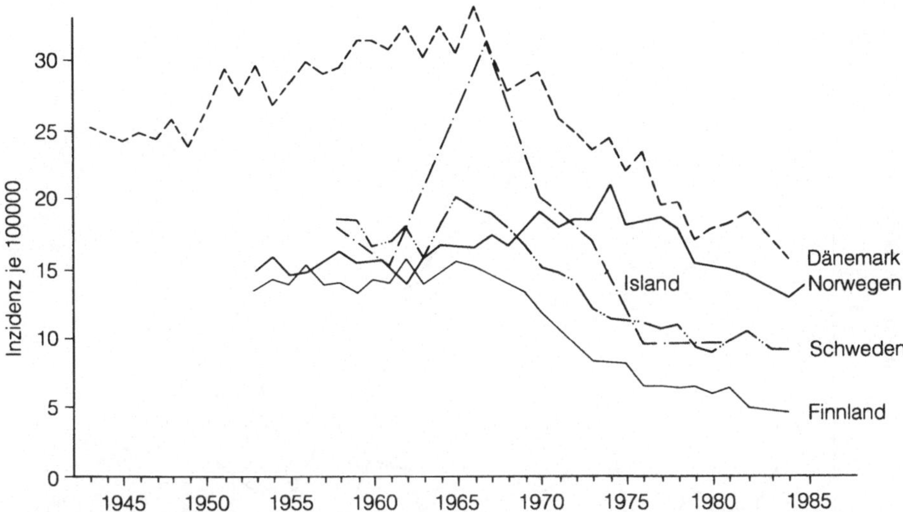

Abb. 4.1. Entwicklung der Inzidenz an invasivem Zervixkarzinom in Dänemark, Finnland, Island, Norwegen und Schweden. (Nach Hakama u. Louhivuori 1988)

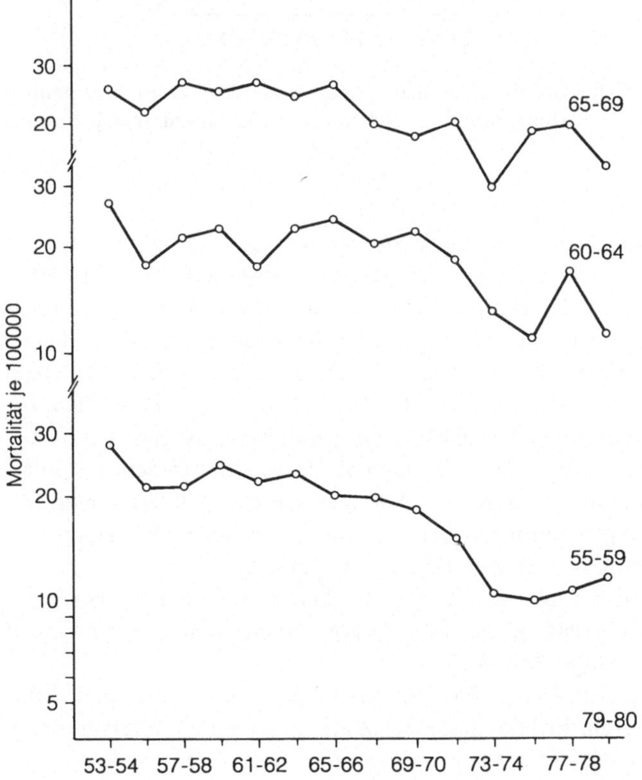

Abb. 4.2. Entwicklung der Mortalität an Zervixkarzinom in Finnland von 1953 bis 1980 in 3 Altersgruppen zwischen 55 und 69 Jahren. (Nach Hakama u. Louhivuori 1988)

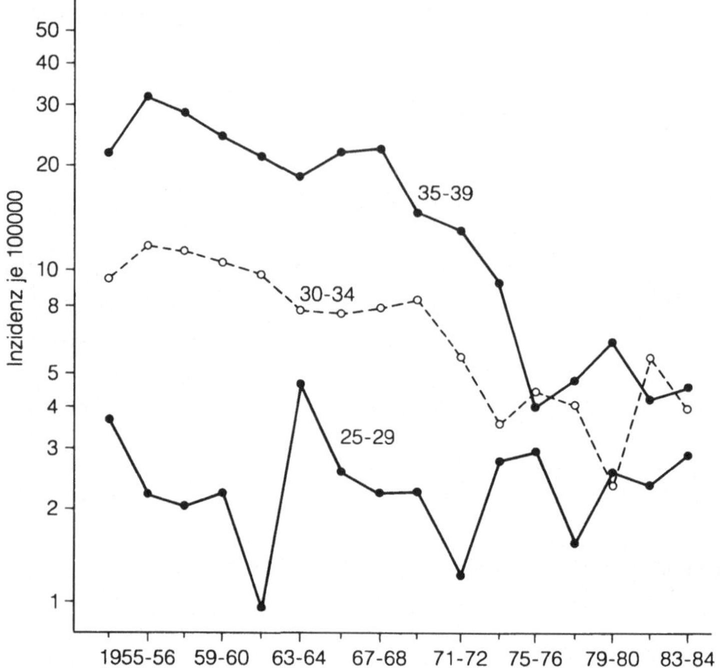

Abb. 4.3. Entwicklung der altersspezifischen Inzidenz an invasivem Zervixkarzinom in Finnland von 1955 bis 1984 in 3 Altersgruppen zwischen 25 und 39 Jahren. (Nach Hakama u. Louhivuori 1988)

Die Mehrzahl invasiver fortgeschrittener Stadien des Zervixkarzinoms verändern sich jedoch durch diese Screeningaktivitäten nicht wesentlich. Sie rekrutieren sich vor allem aus dem Teil der Bevölkerung, der Krebsfrüherkennungsuntersuchungen ignoriert, und belasten natürlich die Sterblichkeitsrate an Zervixkarzinomen. Diese zeigt als Ergebnis der Screeninguntersuchungen ebenfalls einen Rückgang, aber keineswegs in der Größenordnung der Inzidenzabnahme. (Die Ergebnisse des Zytologieprogramms der DDR bestätigen diese Aussagen, s. 3.5).

Auch für die skandinavischen Länder Dänemark, Island, Schweden und Finnland sind ähnliche Feststellungen zu treffen. Die hier seit ca. 1965 laufenden flächendeckenden Screeningprogramme haben zu einem deutlichen Rückgang der Erkrankungshäufigkeit an invasiven Zervixkarzinom geführt.

In Norwegen dagegen, wo nur ca. 5% der weiblichen Bevölkerung gescreent werde, stieg die Erkrankungshäufigkeit bis 1975 kontinuierlich an und entwickelt sich erst dann leicht rückläufig (Abb. 4.1).

Der screeningbedingte Rückgang der Mortalität läßt sich am Beispiel Finnlands sehr gut demonstrieren. Er betrifft zunächst alle gescreenten Altersgruppen, erreicht aber nicht das Niveau der Inzidenzreduzierung (Abb. 4.2).

Von Bedeutung ist jedoch die Beobachtung in einigen Ländern, daß die Inzidenz an invasiven Zervixkarzinomen längerer Screeninglaufzeit bei jungen Frauen wieder ansteigt. So wurde in der kanadischen Provinz Alberta neben der Zunahme der Erkrankungshäufigkeit an Carcinoma in situ auch eine Inzidenzerhöhung an invasiven Zervixkarzinom festgestellt. Ähnliche Mitteilungen liegen aus Großbritannien vor. Auch das finnische Krebsregister zeigt bei 30- bis 39jährigen Frauen ab 1979 einen leichten Inzidenzanstieg (Abb. 4.3).

Auch die Untersuchungsergebnisse aus der DDR lassen die Zunahme des Erkrankungsrisikos bei jüngeren Frauen wahrscheinlich erscheinen. Eine Analyse der Inzidenz für sukzessive Geburtenkohorten über 4 Fünfjahresperioden zeigt nämlich, daß die Inzidenz der jüngeren Kohorten bis zum 35. Lebensjahr regelmäßig über der der älteren liegt.

4.2 Risikofaktoren

Unter dem Begriff Risikofaktoren verstehen wir heute allgemein Merkmale, in deren Folge soweit es sich um onkologische Fragestellungen handelt, sehr oft Krebs auftritt. Exakt müßte man eigentlich unterscheiden zwischen Risikofaktoren, die ein erhöhtes Erkrankungsrisiko anzeigen und Risikoindikatoren, die eine mögliche kausale Verknüpfung mit der jeweiligen Erkrankung betreffen und eine entsprechende Exposition bezeichnen.

Eine Vielzahl vergleichender Untersuchungen belegt die Assoziation bestimmter Merkmale und Faktoren mit der Erkrankung Zervixkarzinom. Einige der dabei diskutierten Merkmale wie Sexualverhalten und Rauchen stellen möglicherweise echte Risikofaktoren dar. Andere wiederum, wie das reproduktive Verhalten, der soziale Status und die Einnahme hormonaler Kontrazeptiva, sind eher als Risikoindikatoren einzuschätzen.

4.2.1 Soziale Einflußfaktoren

Die vorliegenden Untersuchungen belegen, daß das invasive Zervixkarzinom im Gegensatz zum Mamma- und Endometriumkarzinom in den unteren sozialen Schichten häufiger auftritt. Hüttner konnte 1975 in einer DDR-repräsentativen Untersuchung an 3244 Frauen zeigen, daß die Sozialmerkmale "mangelhafte Schulbildung, geringe oder fehlende berufliche Qualifikation, niedriges Einkommen, höhere Kinderzahl" sowohl mit einem höheren Erkrankungsrisiko an invasivem Zervixkarzinom als auch mit fehlender Teilnahmebereitschaft an gynäkologischen Vorsorgeuntersuchungen verbunden sind.

Soziale Fragen sind wohl auch entscheidend für rassische bzw. religiöse Einflußfaktoren auf die Erkrankungshäufigkeit an invasivem Zervixkarzinom, wie eine New Yorker Studie zeigt (Tabelle 4.3).

Die geringe Inzidenz bei Jüdinnen und Moslems wird auf die rituelle Beschneidung der Knaben zurückgeführt, die bei den Juden in den ersten Lebens-

Tabelle 4.3. Inzidenz an invasivem Zervixkarzenom und Carcinoma in situ in New York in Abhängigkeit von religiöser bzw. ethnischer Zugehörigkeit, standardisiert auf 100 000 Frauen. (Nach Haenszel u. Witthouse 1959)

	Invasiv. Zervixkarzinom (histologisch gesichert)	Carc. in situ
Juden	3,6	0,6
Andere Weiße	13,5	2,1
Puertorikaner	97,6	5,7
Afroamerikaner	47,8	4,1

tagen, bei den Moslems bis zum 9. Lebensjahr vorgenommen wird und einen entscheidenden Einfluß auf die spätere Sexualhygiene ausübt.

Die hohen Inzidenzraten bei Afroamerkanerinnen und Puertorikanerinnen in New York resultieren neben den genannten sozialen Faktoren vor allem aus der frühzeitigen Aufnahme sexueller Beziehungen und Promiskuität.

4.2.2 Reproduktionsverhalten

Wiederholt wurden Beobachtungen mitgeteilt, daß Frauen mit einem invasivem Zervixkarzinom häufiger schwanger waren als gesunde Vergleichspersonen bzw. daß die Karzinomhäufigkeit proportional der Geburtenrate ansteigt. Ergänzt werden diese Feststellungen durch die Mitteilung, daß Frauen, die niemals schwanger waren (z. B. Nonnen) nur ein sehr geringes Erkrankungsrisiko tragen. Demgegenüber stehen Hinweise, die keine signifikanten Beziehungen zwischen Erkrankungshäufigkeit an Zervixkarzinom und Anzahl der Schwangerschaften, insbesondere dem Alter bei der ersten Schwangerschaft, sehen.

Die Aussagen sind insgesamt widersprüchlich. Es ist eher davon auszugehen, daß das Alter bei der ersten Schwangerschaft bzw. die Zahl der Schwangerschaften insgesamt als Indikator für das Sexualverhalten anzusehen sind.

4.2.3 Orale Kontrazeptiva

Bereits seit Mitte der 60er Jahre wird der mögliche Einfluß von hormonalen Kontrazeptiva auf die Erkrankungshäufigkeit an invasiven Zervixkarzinomen kontrovers diskutiert, und eine definitive Einschätzung ist auch gegenwärtig noch nicht möglich. Untersuchungen, die einen Inzidenzanstieg durch die Benutzung oraler Kontrazeptiva belegen, zeigen zum Teil statistische Mängel. So wurden relevante Risikofaktoren wie sozialer Status, Sexualverhalten, Zahl der Schwangerschaften usw. nicht erfaßt bzw. wurde die Screeninganamnese bei Probanden und Kontrollgruppen nicht ausreichend berücksichtigt.

Neuere Untersuchungsergebnisse von Ebeling (1987b) scheinen jedoch anzudeuten, daß die Einnahme oraler Kontrazeptiva das Erkrankungsrisiko an Zervixkarzinom leicht erhöht. Der Autor unterstreicht aber auch, daß diese Frauen zu jenem Personenkreis gehören, der regelmäßig zytologisch untersucht wird, und daß das Erkrankungsrisiko so wieder relativiert wird.

4.2.4 Sexualverhalten

Zahlreiche Studien über die Epidemiologie des Zervixkarzinoms belegen den besonderen Einfluß des Sexualverhaltens auf das Erkrankungsrisiko an Gebärmutterhalskrebs.

Dafür spricht unter anderem die Altersgefährdung. Das Zervixkarzinom ist der einzige häufige Krebs, der im mittleren Erwachsenenalter den Inzidenzhöhepunkt aufweist, mit deutlichem Erkrankungsrückgang im hohen Lebensalter. Eine mögliche Erklärung hierfür ist, daß das Zervixkarzinom das Resultat des Einwirkens kanzerogener Noxen in einem zeitlich begrenzten Lebensabschnitt, nämlich der Geschlechtsreife, darstellt.

Immer wieder diskutierte sexuelle Einflußfaktoren sind der Zeitpunkt der Kohabitarche, die Koitusfrequenz, die Anzahl der Sexualpartner und die Häufigkeit vaginaler Infektionen. Der in diesem Zusammenhang geprägte Begriff des "Risikopartners" beinhaltet den Verdacht auf eine sexuelle Übertragung auslösender oder begünstigender Noxen für die Entwicklung des Zervixkarzinoms. Zugrunde liegt dem die Beobachtung, daß Frauen von Männern mit einem Peniskarzinom häufiger an einem Zervixkarzinom erkranken.

Das trifft auch in gleicher Weise für Frauen zu, deren Sexualpartner früher mit Zervixkarzinompatientinnen verheiratet waren. Als auslösende bzw. begünstigende Noxen werden in diesem Zusammenhang sexuell übertragbare Virusinfektionen diskutiert. Dabei handelt es sich ausschließlich um DNA-Viren und unter diesen insbesondere das Herpes-simplex-Virus Typ 2 (HSV-2) und das Papillomavirus HPV 16/18.

Über das Herpes-simplex-Virus Typ 2 liegen eine Reihe von Befunden vor, die über ein gehäuftes Vorkommen von Antigenen dieses Virus oder Antikörper gegen dieses Virus bei Patientinnen mit zervikalen intraepithelialen Neoplasien und Zervixkarzinom berichten. In einzelnen Arbeiten wurde dieser Tumor bereits als venerische Erkrankung dargestellt. Dazu gibt es jedoch keine Berechtigung, da das HSV 2 einerseits weit verbreitet ist und andererseits ein eindeutiger Zusammenhang zwischen dem Zervixkarzinom und dem Vorkommen dieses Virus in prospektiven Studien nicht bewiesen werden konnte.

Im Mittelpunkt des Interesses stehen jetzt Papillomaviren Typ 16/18, denen eine gewisse ätiologische Rolle bei der Entstehung des Zervixkarzinoms zugeschrieben wird. Dafür spricht das gehäufte Vorkommen von HPV-bedingten Kondylomen und intraepithelialen Neoplasien bzw. Zervixkarzinomen ebenso wie der unmittelbare Nachweis von HPV Typ 16/18 bei schwerer Dysplasie, Carcinoma in situ und Zervixkarzinom.

In einer Kontrollgruppe gesunder Frauen konnte dagegen in keinem Fall HPV 16/18 nachgewiesen werden.

Dieser Beobachtung kommt besondere Bedeutung zu. Der Nachweis von Humanpapillomaviren Typ 16/18 im zytologischen Abstrich bei kolposkopisch und zytologisch unauffälliger Zervix signalisiert demnach ein hohes Risiko, an einem Zervixkarzinom zu erkranken, und stellt damit eine qualitative grundsätzlich neue Möglichkeit dar, das Erkrankungsrisiko an Zervixkarzinom zu ermitteln.

Die besondere Bedeutung des Sexualverhaltens für die Entstehung des Zervixkarzinoms wird jedoch von mehreren Autoren in Frage gestellt. So betont Skrabanek (1988), daß es über die Inzidenz an Zervixkarzinom bei Prostituierten noch keine zuverlässigen Daten gibt. Er selber fand keine Beweise, daß Gebärmutterhalskrebs bei Prostituierten häufiger zu finden sei, als bei anderen Frauen.

Den Hinweis, daß mit dem Grad der sexuellen Erfahrung – von der Jungfrau bis zur Prostituierten – die Inzidenz an Zervixkarzinomen ansteigt, beurteilt der Autor als sexistisch. Auch werde nach seiner Ansicht der Begriff "Promiskuität" inflationär gebraucht, bei manchen Autoren schon bei mehr als einem oder zwei Sexualpartnern.

4.2.5 Rauchen und Ernährung

Die Tatsache, daß Rauchen die Entstehung bestimmter Organkrebse begünstigt, ist unumstritten. Die möglichen Zusammenhänge zwischen dem Rauchen und der Krebsentstehung werden verständlich, weil die Vielzahl der im Tabakteer enthaltenen kanzerogenen Substanzen nicht nur inhaliert, sondern zum Teil auch mit dem Speichel geschluckt und im Magen-Darm-Trakt resorbiert werden.

Hinsichtlich des Zervixkarzinoms galt Rauchen zunächst nur als Indikator für soziales Verhalten. Inzwischen belegen Studien aus den USA eine eindeutige Korrelation der Inzidenz von Lungenkrebs und Zervixkarzinom, übrigens bei gleichzeitiger Risikominderung für das Endometriumkarzinom.

Weitere Fallkontrollstudien bestätigen den signifikant höheren Anteil an Raucherinnen unter Frauen mit zervikaler intraepithelialer Neoplasie bzw. Zervixkarzinom.

Der Wirkungsmechanismus der im Tabakteer enthaltenen kanzerogenen Faktoren hinsichtlich der Zervixkarzinomgenese ist jedoch noch nicht genau geklärt. Vermutet wird eine Veränderung der Immunantwort gegenüber sexuell übertragbaren Noxen, die wiederum die Kanzerisierung an der Zervix begünstigt.

Das Interesse an der Ernährung als krebsbegünstigender oder -hemmender Faktor ist gewachsen, seit epidemiologische Studien belegen, daß sowohl Fehl- als auch Mangelernährung im Rahmen einer multifaktoriell bedingten Kanzerogenese von Bedeutung sind. Für die Entwicklung des Zervixkarzinoms sollen Mangelzustände an Vitamin A und C von Bedeutung sein.

4.3 Die formale Entwicklung des Zervixkarzinoms

Epidemiologische Untersuchungen über die formale Entwicklung des Zervixkarzinoms liegen vor. Als ausreichend gesichert kann angesehen werden, daß sich das Zervixkarzinom üblicherweise über intraepitheliale Vorstadien entwickelt, die morphologisch zu identifizieren sind und entsprechend ihres histologischen Erscheinungsbildes in leichte, mittelgradige und schwere Epitheldysplasien eingeteilt werden.

Die maligne Potenz dieser Epitheldysplasien ergibt sich jedoch aus der Beobachtung von invasiven Wachstumsprozessen, die um so häufiger vorkommen, je höhergradiger die Dysplasien entwickelt sind. Die spontane Reversibilität solcher Epitheldysplasien belegt normalerweise deren Gutartigkeit, sie wohnt mehr oder weniger stark allen Epitheldysplasien inne.

Die nächste Stufe im Prozeß der formalen Genese stellt das Carcinoma in situ dar. Es ist als morphologisch erkennbare maligne Entartung des Epithelbelages bei noch fehlendem infiltrierendem Wachstum und fehlender Metastasierungsmöglichkeit definiert. Während die epidemiologischen Merkmale zwischen Carcinoma in situ und invasivem Zervixkarzinom weitestgehend übereinstimmen, gibt es bei Frauen mit Dysplasien gegenüber dem Carcinoma in situ und dem invasiven Zervixkarzinom zum Teil abweichende epidemiologische Befunde. Dies erklärt sich unter anderem aus der unterschiedlichen altersspezifischen Prävalenz der genannte morphologischen Veränderungen. Die mittlere Latenzzeit von einer leichten Dysplasie bis zum Carcinoma in situ wird mit ungefähr 7 Jahren angegeben, variiert im Einzelfall aber sehr. Das gilt in gleicher Weise für die Zeitdauer des Übergangs vom intraepithelialen Karzinom zum Invasivkarzinom. Die Schwankungsbreite beträgt in Einzelbeobachtungen von 10–12 Monaten bis zu 17 Jahren.

4.4 Zusammenfassung

Das Zervixkarzinom gehört nach wie vor zu den häufigsten bösartigen Geschwülsten der Frau mit allerdings deutlichen geographischen und ethnischen Unterschieden in der Inzidenzrate.

Bekämpfungsprogramme gegen das Zervixkarzinom führen zu einem Rückgang der Inzidenz um 40–70% und zu einer Reduzierung des Risikos für Erkrankungen und Tod an dieser bösartigen Neubildung bei gescreenten gegenüber nicht gescreenten Frauen.

Der Anteil invasiver fortgeschrittener Zervixkarzinomfälle wird durch das Screening praktisch nicht verändert, da die betroffenen Patienten sich Vorsorgeuntersuchungen entziehen. Demzufolge erfolgt das Absinken der Mortalitätsrate nicht im gleichen Ausmaß wie der Inzidenzrückgang.

Ein Erkrankungsanstieg an Zervixkarzinom bei jüngeren Frauen trotz eines wirksamen Screeningprogramms weist auf eine Erhöhung des Erkrankungsrisikos hin und unterstreicht die Bedeutung sexueller Einflußfaktoren.

Epidemiologisch verhält sich das Zervixkarzinom wie eine venerische Erkrankung mit geringer Infektiosität. Hauptrisikofaktoren sind frühzeitige Aufnahme sexueller Kontakte und Promiskuität.

Humanpapillomaviren Typ 16/18 bewirken offensichtlich eine deutliche Risikoerhöhung, an Zervixkarzinom zu erkranken. Der Nachweis dieser Virustypen im zytologischen Abstrich gesunder Frauen könnte es künftig ermöglichen, einen Kreis von Frauen zu definieren, die unter einem besonders hohem Risiko leben.

Ätiologisch ist anzunehmen, daß der Karzinomkrankheit der Zervix ein multifaktorelles Geschehen zu Grunde liegt. Der Prozeß der Kanzerisierung erfolgt stufenweise über intraepitheliale Dysplasien unterschiedlichen Schweregrades und dem Carcinoma in situ zum invasiven Karzinom und nimmt in der Regel einen mehrjährigen Zeitraum in Anspruch. Insgesamt bieten die vorliegenden Erkenntnisse eine ausreichende Grundlage für ein effektives Krebsbekämpfungsprogramm der Zervix uteri.

Literatur

(zu Kap. 3 und 4)

Barten G (1990a) Verlaufskontrollen bei CIN und kondylomatösen Läsionen der Cervix uteri. Zentral bl Gynäkol 112:99–108

Barten G (1990b) Die Rolle der sexuellen Aktivität bei der Entstehung der Vor- und Frühstadien des Zervixkarzinoms. Zentral bl Gynäkol 112:143–150

Bender HG (1984) Gynäkologische Onkologie für die Praxis. Thieme, Stuttgart

Berndt H, Lehmann K, Neuser D (1975) Das Zytologieprogramm der Hauptstadt der DDR, Berlin – 1. Mitteilung. Dtsch Gesundheitswesen 20:1258–1263

Berndt H, Neuser D, Ebeling K (1981) Das Zytologieprogramm der Hauptstadt der DDR, Berlin – 3. Mitteilung. Dtsch Gesundheitswesen 36:522–527

Burghardt E (1987) Die Kolposkopie – Rückblick und Ausblick. Arch Gynecol Obstet 242:1–4, 240–244

Ebeling K (1981) Früherkennung des Zervixkarzinoms. In: Ebeling K, Tanneberger St (Hrsg) Krebs. Beiträge zur Verhütung, Früherkennung und Behandlung bösartiger Neubildung. Fischer, Jena, S 172–198

Ebeling K (1987a) Zervixkarzinom. Beiträge zur Verhütung, Früherkennung und Behandlung. Akademie, Berlin Fortschritte der Onkologie, Band 14

Ebeling K (1987b) Frühdiagnostik des Zervixkarzinoms. Z Ärztl Fortbild 81:763–769

Ebeling K, Nischan P (1986) Screening auf Zervixkarzinom in der DDR – Fortschrittsbericht. Z Ärztl Fortbild 80:278–305

Haenszel EM, Witthouse M (1959) Uterine cancer morbidity in New York City an its relation to pattern of regional variation within the United States. J Nat Cancer Inst 22:1157–1181

Hakama M (1978) Mass screening for cervical cancer in Finnland. In: Miller Ab (ed) Screening in cancer. A report of a UICC Int Workshop, Toronto, Canada, April 1978. UICC Techn Rep Ser 40:93–107

Hakama M, Louhivuori K (1988) A screening programme for cervical cancer that worked. Cancer Surv 7:3, 403–416

Held E (1969) Kritische Bemerkungen zur neuen Einteilung des Korpuskarzinoms. Geburtsh Frauenheilk 29:301–323

Huber H (1952) Die Bedeutung der primären Tumormultiplizität im Rahmen der nachgehenden Karzinomfürsorge. Geburtsh Frauenheilk 12:974–985

Hüttner I (1975) Das Zervixkarzinom aus sozialmedizinischer Sicht. Dissertation, Humboldt-Universität, Berlin

Kavungu P (1983) Zum Einfluß einiger Faktoren auf die Teilnahme am zytologischen Screening zur Verhütung und Früherkennung des Zervixkarzinoms. Z Ärztl Fortbild 77:883–885

Kirk S, Chu J (1989) Papancolaou smear screening interval and risk of cervical cancer. Obstet Gynecol 74:838–843

Lynge E (1989) Effect of organized screening on incidence and mortality of cervical cancer in Denmark. Cancer Res 49:2157–2160

Michalica W (1981) Hrsg. Gynäkologische Onkologie und Onkotherapie. Rd I. Huber, Bern, S 142–160

Möbius G, Geiling J (1987) Die Bedeutung der Konisation für die Früherkennung des Zervixkarzinoms. Histologische Konustechnik und Schnittzahl – Ergebnisse 1966 bis 1985 – Zweiterkrankungen nach Konisation – Beeinflußung der Epidemiologie des Zervixkarzinoms und seiner Vor- und Frühstadien In: Ebeling KL (Hrsg) Zervixkarzinom. Beiträge zur Verhütung, Früherkennung und Behandlung. Akademie, Berlin, S 140–158

Neuser D, Berndt H (1975) Das Zytologieprogramm der Hauptstadt der DDR, Berlin – 2. Mitteilung. Dtsch Gesundheitswesen 30:1441–1447

Reeves WC (1989) Human papillomavirus infection and cervical cancer in Latin America. N Engl J Med 320:1437–1441

Sigurdsson K (1989) The value of screening as an approach to cervical cancer control in Iceland, 1964–1986. Int J Cancer 43:1–5

Skrabanek P (1988) Cervical cancer in uns and prostitutes: A plea for scientific continence J Clin Epidemiol 41:577–582

Soost HJ, Baur S (1980) Gynäkologische Zytodiagnostik. Thieme, Stuttgart

Waterhouse J, Shaumagartnam K, Muir C, Powell J (1982) Cancer incidence in five continents, Vol IV. IARC Scientific Publications No. 42 FIGO

Wendler D (1990) Zur Häufigkeit der humanen Papillomavirustypen 31, 33 und 35 in zervikalen intraepithelialen Neoplasien Geburtshilfe Frauenheilkd 50:110–112

Wilson JD (1988) Value of colposcopy in genitourinary departments. Genitourinol Med 64:100–102

Woodman CBJ (1989) Indicators of effective cytological sampling of the uterine cervix. Lancet I:88–90

Zimmer S, Neuser D, Kühndel K (1986) Vaginale und zervikale Zytodiagnostik. Thieme, Leipzig

5 Humane Papillomviren (HPV)

5.1 Genitale HPV-Infektionen und ihre Bedeutung für die Entstehung des Zervixkarzinoms

In den letzten 10 Jahren hat sich durch die Entwicklung und den Einsatz moderner molekularbiologischer Methoden unser Wissen über die Ätiologie des Zervixkarzinoms wesentlich erweitert. Die entscheidende Entdeckung war der Nachweis von HPV-DNS in mehr als 90% der untersuchten Zervixkarzinome. HPV-Typen, die man in Zervixkarzinomproben oder CIN-III – Biopsien nachweisen kann, werden als Risikotypen betrachtet.

Das *Kondylom* ist das histologische Korrelat einer HPV-induzierten Epithelläsion.

Die *Dysplasie* bzw. *zervikale intraepitheliale Neoplasie* (CIN) ist eine HPV-assoziierte Epithelläsion, die unter der Einwirkung zusätzlicher Faktoren entsteht.

Die Mechanismen und Kofaktoren, die zur malignen Transformation von HPV-infizierten Epithelzellen an der Zervix führen, sind noch nicht genügend aufgeklärt. Trotzdem kann die neue Einteilung nach dem Bethesda-System in niedrig- und hochgradige Epithelveränderungen (low and high grade squamous intraepithelial lesions) an der Portio uteri gegenwärtig schon mit einem neuen Ätiologiekonzept untersetzt werden.

Hochgradige Epithelläsionen werden durch HPV-Infektionen mit Risikotypen ausgelöst und bedürfen in jedem Falle einer Therapie.

Niedriggradige Läsionen können einerseits durch potentiell ungefährliche HPV-Typen verursacht werden, andererseits aber auch die Erstmanifestation von HPV-Infektionen mit Risikotypen sein. Da letztere in der Regel zur Progression neigen, ist in diesem Fall schon eine Therapie bei kleinen Läsionen gerechtfertigt.

In diesem Kontext erlangt die HPV-Typisierung schon heute eine praktische Bedeutung in der Dysplasiesprechstunde zur Differenzierung von potentiell risikoarmen bzw. risikoreichen Läsionen.

5.1.1 Molekulare Biologie und Nomenklatur der Papillomviren

Früher wurden die Papillomviren der Papovavirusgruppe zugerechnet. Heute tendiert man zur Auffassung, daß es sich um eine eigenständige Gruppe handelt. Die Bezeichnung richtet sich in erster Linie nach dem natürlichen Wirt, z. B. bovines Papillomavirus = BPV = Rinderpapillomvirus.

Humane Papillomviren sind doppelsträngige DNS-Viren. Ihr Genom besteht aus ca. 8000 Basenpaaren. Es wird in eine späte Region (Late = L), die die viralen

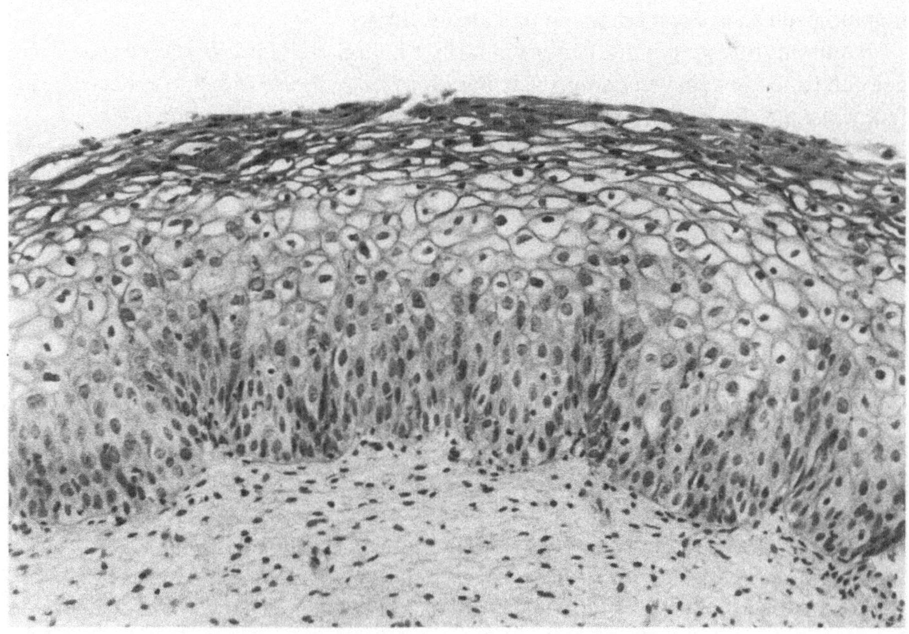

Abb. 5.1. Flaches Kondylom. Plattenepithel mit verbreiterter Parabasalzellschicht und Parakeratose an der Oberfläche. Reichlich Koilozyten mit pyknotischen Kernen, vereinzelt Zweikernig; HE-Färbung, Vergr. 160:1. (Aus Barten et al. 1990)

Kapselproteine kodiert, und eine frühe Region (Early = E), die Information für die funktionellen Proteine enthält, unterteilt.

Die Differenzierung der Typen erfolgt auf der Grundlage der Homologie ihrer Basensequenz und Reassoziationskinetik. Typen, die in der DNS-Sequenz ähnlich sind, zeigen auch Übereinstimmende pathogene Eigenschaften.

Die Rangfolge der Typen entspricht der chronologischen Reihenfolge ihrer Entdeckung. Dadurch werden der Grad ihrer Verwandtschaft und Gemeinsamkeiten in ihrem biologischen Verhalten in der bisherigen Nomenklatur nicht deutlich. Eine Reklassifizierung unter Berücksichtigung von Haut- und Schleimhautviren, von Typen mit geringem und hohem Krebsrisiko sowie anderen klinisch wichtigen Eigenschaften wäre vorteilhaft (Abb. 5.1).

5.1.2 Papillomviren als Tumorviren

Papillomviren sind in der Natur weit verbreitet. Man findet sie bei allen Wirbeltieren, vom Fisch bis zum Menschen. Papillomviren induzieren Epithelproliferationen der Haut und Schleimhaut. sie sind streng art- und gewebsspezifisch. Die Übertragung erfolgt durch Kontaktinfektion. Eine Virämie, eine Übertragung auf dem Blutwege, konnte bisher nicht nachgewiesen werden. Durch die Begrenzung der Infektion auf die Epithelschicht sind die Viren für den Wirtsorganismus immunologisch schwer zu erkennen und abzuwehren.

Papillomviren gelten als Tumorviren. Ihre Fähigkeit, beim Wirt eine in der Regel gutartige Gewebswucherung, das Papillom bzw. Fibroepitheliom, hervorzurufen, weist auf die Beeinflussen der Zellteilung durch diese Viren hin.

Bereits 1933 konnte Shope bei Kaninchen eine maligne Entartung von papillomvirusinduzierten Hautläsionen beobachten. Unter dem Einfluß von Kofaktoren (UV-Licht und Chemikalien) konnten solche Tumoren experimentell induziert werden.

Bei Patienten mit einer seltenen Hautkrankheit, der Epidermolysis verruciformis, ist die Progression von papillomvirusinduzierten Läsionen in Karzinome ebenfalls bekannt.

5.1.3 Genitale HPV-Typen und Risikotypen

1976 vermutete Zur Hausen, daß die Warzenviren des Menschen (HPV) an der Entstehung des Zervixkarzinoms beteiligt sind. Zu diesem Zeitpunkt war die Heterogenität bzw. die Existenz von verschiedenen HPV-Typen noch nicht bekannt. Die unterschiedlichen Erscheinungsformen der klinischen HPV-Infektionen, wie Verucca vulgaris oder Condyloma acuminatum, wurden auf lokale Gewebsfaktoren zurückgeführt.

1977 erfolgte die Isolierung von HPV-1 aus menschlichen Hautwarzen (Verrucae plantares). 1980 wurde HPV-6 aus einem Condyloma acuminatum isoliert und 1983 HPV-16 aus einem Zervixkarzinom. Ende 1989 waren bereits über 60 verschiedene HPV-Typen aus benignen oder malignen Haut- und Schleimhautläsionen isoliert bzw. charakterisiert.

20 dieser bisher bekannten HPV-Typen wurden in anogenitalen Läsionen nachgewiesen, darunter 10 HPV-Typen in Zervixkarzinomen und CIN-Biopsien. Einige dieser Typen wurden auch in Läsionen der Mundschleimhaut und der oberen Luftwege gefunden. Am häufigsten wurden HPV-16 (in 50%), HPV-18 (in 20%) und HPV-33 (in 10% der untersuchten Fälle) in Karzinomgewebe isoliert.

HPV 16, 18, 31, 33, 35, 39, 45, 51, 52 und 56 gelten als Risikotypen für anogenitale Karzinome!

Die Typen 6 und 11 dagegen findet man regelmäßig in Condylomata acuminata und gutartigen Zervixläsionen.

5.1.4 Die Virus-Zell-Interaktion und der Mechanismus der malignen Transformation

Die Papillomviren infizieren zunächst die Basalzellschicht und vermehren sich im Stratum spinosum und granulosum. Die Virusvermehrung ist eng an die Ausdifferenzierung der Plattenepithelzelle gebunden. Die Hyperproliferation der Keratozyten bei Warzen und Kondylomen wird durch die Expression spezifischer viraler

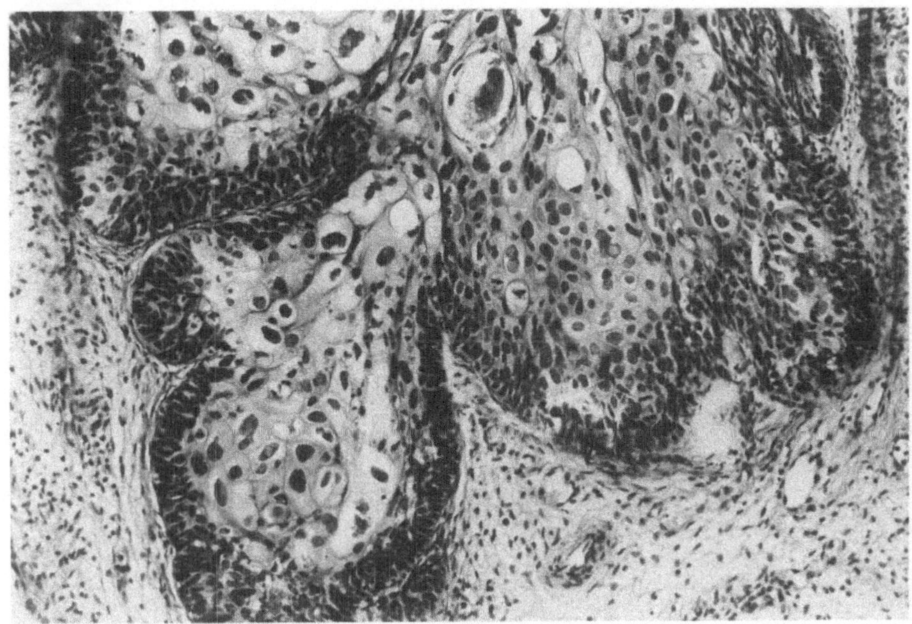

Abb. 5.2. Invertiertes Kondylom mit ausgeprägter Koilozytose und hochgradiger Dysplasie; HE-Färbung, Vergr. 160:1. (Aus Barten et al. 1990)

Gene verursacht. Die Anpassung der einzelnen HPV-Typen an spezifische Epithelzellen, z. B. HPV-1 nur in Hornhaut- und nie in Schleimhautläsionen, und bevorzugte anatomische Lokalisationen machen eine Unterscheidung in Haut- und Schleimhauttypen notwendig.

Die hochspezialisierte Anpassung der Warzenviren erlaubt keine Vermehrung in Zellkulturen. Die Erforschung dieser Viren ist dadurch erschwert.

Die grobe Einteilung nach der Art und Form der induzierten Epithelveränderung ermöglicht eine weitere Differenzierung. Während die exophytischen Condylomata acuminata nur durch HPV-6 und -11 hervorgerufen werden, induzieren die Risikotypen vorwiegend endophytische bzw. im normalen Epithelniveau liegende Veränderungen (Abb. 5.2 und 5.3).

Nach Koss (1989) verläuft die maligne Transformation in folgender Weise: Die HPV-Infektion führt zu Zellschäden und initalen Kernabnormitäten (Polyploidie). Unter dem Einfluß von Kofaktoren (HSV, Onkogenaktivierung, Immunsupression etc.) kommt es zu einer weiteren Progression, die zur Entstehung aneuploider Zellklone führt. Nach der Selektion eines invasionsfähigen Zellklons wird der Prozeß unumkehrbar und geht in ein invasives Wachstum über (Abb. 5.4).

Eine wesentliche Voraussetzung für die maligne Transformation scheint der Einbau der Virus-DNS in das Wirtsgenom zu sein. Normalerweise liegt die Virus-DNS episomal im Zellkern. Durch die Integration wird die Virus-DNS unabhängig von der episomalen Virusvermehrung bei der Teilung der Wirtszelle auf die Tochterzellen weitervererbt. Damit entfallen auch alle für die Primärinfektion

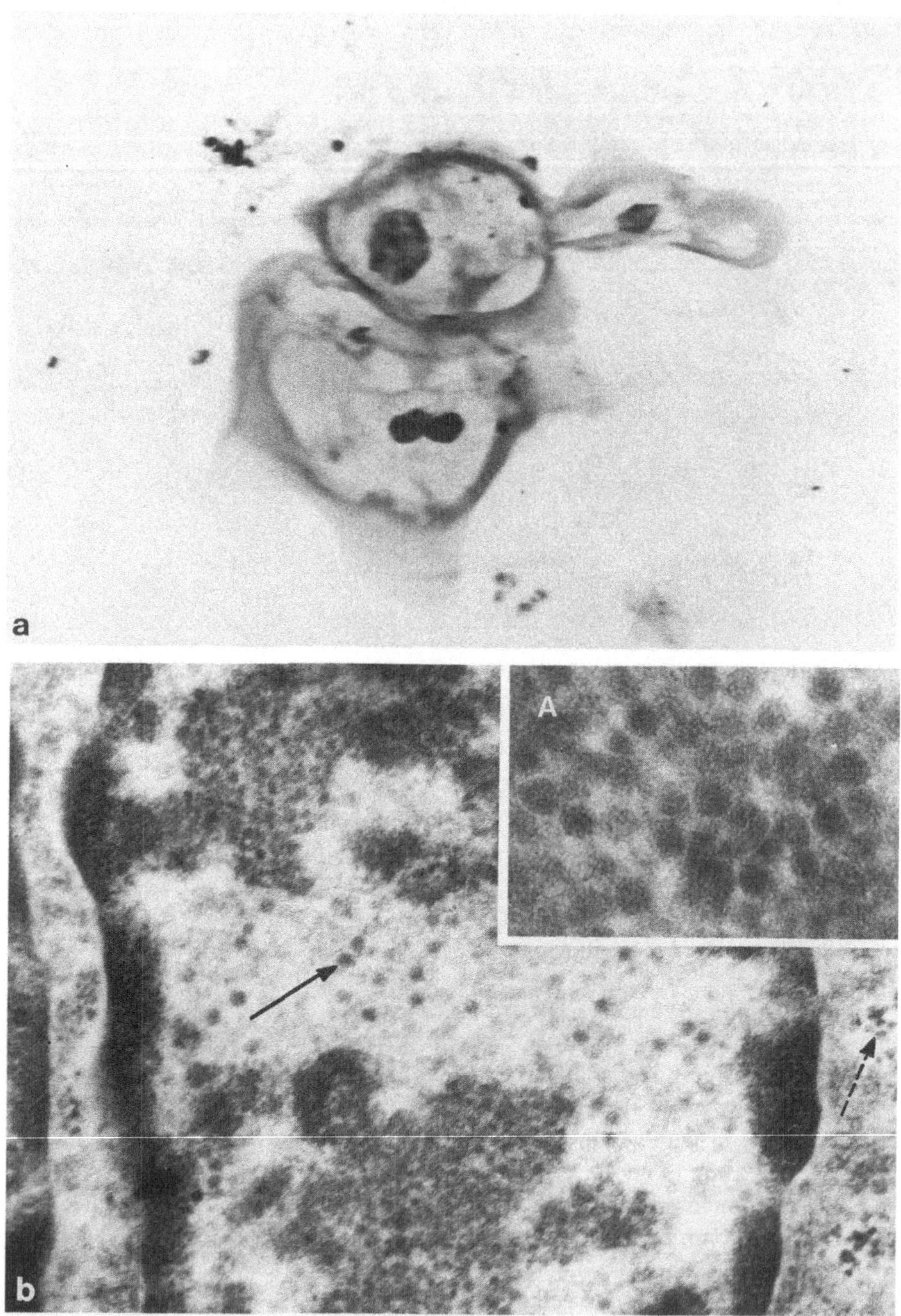
a
b
A

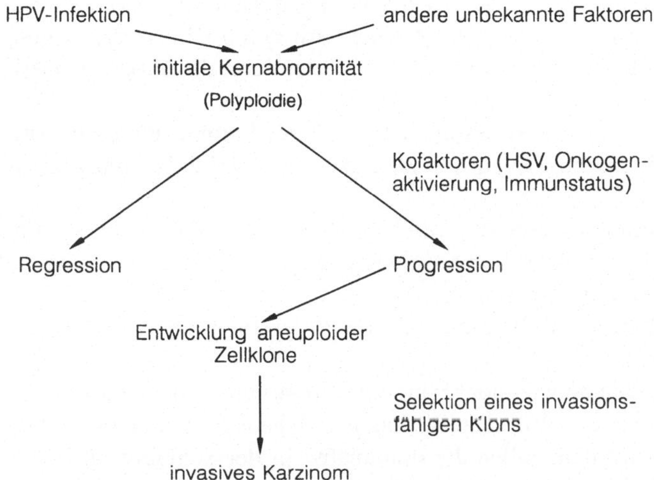

Abb. 5.4. Modell der Cervix-uteri-Karzinogenese. (Nach Koss 1989)

notwendigen Replikationsbedingungen, wie die Ausdifferenzierung der Wirtszelle. Der Einbau von HPV-16/18 DNS erfolgt an keinem spezifischen Ort in Genom der Wirtszelle. Es ist aber mit einer Unterbrechung der E-1 und E-2-Gene verbunden. Damit wird die Expression des E2-Gens unterbunden. Die Folge ist eine Dysregulation der viralen E6- und E7-Gene, die ein wachstumsfaktorähnliches Produkt kodieren.

Man vermutet, daß nach der malignen Transformation einer Einzelzelle und dem Entstehen eines invasiven monoklonalen Tumors die HPV-Infektion bzw. episomal persistierende Virus-DNS für den weiteren Verlauf ohne Bedeutung ist und auch keinen Einfluß auf die Krankheitsprognose hat. Die HPV-DNS läßt sich aber weiter in der Krebszelle nachweisen, wird teilweise exprimiert und kann z. B. als empfindlicher Marker für Mikrometastasen verwendet werden.

Nach Zur Hausen (1988) kann die Entstehung eines Zervixkarzinoms als eine Störung der Wirtszellkontrolle über persistierende virale Gene interpretiert werden. Die als Suppressorgene bezeichneten zellulären Kontrollmechanismen der Onkogene bzw. viraler Gene müssen in beiden Allelen zerstört sein, erst dann entsteht eine Krebszelle.

Dieses Ereignis ist aber wesentlich seltener als der Einbau von Virus-DNS ins Wirtsgenom. So läßt sich die Diskrepanz zwischen der relativ hohen Zahl von Pa-

◀

Abb. 5.3. a Zytologischer Befund bei Papillomvirusinfektion. Koilozytose mit perinukleärer Aufhellung und verdickter Zellmembran sowie Doppelkernigkeit und Kernpyknose; HE-Färbung. Vergr. 650:1. **b** Zellkern eines Koilozyten mit etwa 50 nm großen Papillomviruspartikeln (→) einzeln und in Haufen angeordnet zwischen dem Chromatin verteilt. Im perinukleären Hohlraum etwa 40 nm große Glykogenpartikel (-->). TME BS 540 · 59500, Ausschnitt · 102000. (Aus Barten et al. 1990)

tienten mit HPV-induzierten Läsionen und der geringen Zahl an Zervixkarzinomen erklären. Die Zerstörung der Suppressorgene wird durch Kofaktoren begünstigt. Die Intaktheit des Immunsystem ist für den Verlauf und das Progressionsrisiko einer HPV-Infektion wesentlich.

Bei Nierentransplantierten kommt es unter Einfluß der Immunsuppressiva oftmals zu monströsen Viruskondylomen und zu einem erhöhten CIN- und Zervixkrebsrisiko.

Bei HIV-positiven Frauen wurde ein erhöhtes Risiko für HPV-induzierte Läsionen nachgewiesen. Bei gestörter Immunfunktion zeigen AIDS-Patientinnen ein extrem erhöhtes Zervixkarzinomrisiko.

In der Schwangerschaft beobachtet man oft eine Progression von spitzen Feigwarzen und CIN-Läsionen.

Als Ursache dieser Phänomene sieht man eine progesteron- oder glukokortikoidabhängige Steigerung der Virusreplikation an. Schadstoffe, die durch das Rauchen aufgenommen werden, sollen die Immunabwehr der Schleimhaut beeinträchtigen und so als Kofaktor für das Zervixkarzinom wirksam werden. Weitere begünstigende Faktoren könnten Reinfektionen, Polyinfektionen, Vitaminmangel, Koitusfrequenz (Fremdeiweiß und Spermazersetzung) und alterungsbedingte Störungen der DNS-Reparaturmechanismen bzw. der Immunabwehr sein.

5.2 Infektiologie und Epidemiologie der genitalen HPV-Infektionen

HPV-Infektionen gelten heute als die häufigste genitale Infektion der Frau mit einem Altersgipfel zwischen 20 und 30 Jahren. HPV-Infektionen sind multizentrisch und multifokal. Bei einer Infektion der Zervix muß man mit einer subklinischen Beteiligung der Vagina und Vulva rechnen. Infektionen des Endometriums, der Tubenschleimhaut und des Ovars wurden bisher nicht beschrieben.

Subklinische und latente HPV-Infektionen, die nur mit molekularbiologischen Methoden nachweisbar sind, findet man bei bis zu 30–40% der Frauen einer Normalpopulation mit unauffälligen zytologischen kolposkopischen Befunden.

In der Postmenopause sind HPV-Infektionen klinisch okkult. Nur sehr empfindliche Methoden könne die persistierenden Viren nachweisen Eine einmal erworbene HPV-Infektion persistiert wahrscheinlich lebenslang.

Diese Tatsachen sind noch zu wenig bei den praktischen Gynäkologen bekannt.

Warum es nur bei einem kleinen Teil der Infizierten zur Ausbildung einer Läsion kommt, ist noch unklar. (Subklinische HPV-Infektionen sind im Gegensatz zu Läsionen nicht therapiebedürftig.)

5.2.1 Die HPV-Infektion als sexuell übertragbare Krankheit

Der sexuelle Übertragungsweg von HPV-Infektionen ist am eindrucksvollsten beim spitzen Kondylom sichtbar. Bedingt durch die hohe Viruskonzentration, kommt es häufig auch zu makroskopisch erkennbaren Läsionen beim männlichen Partner. Die große Ähnlichkeit der Läsionen bei Mann und Frau führte schon in der Antike zur Erkenntnis, daß es sich um eine Geschlechtskrankheit handelt.

60–90 Tage nach der Exposition sind die ersten Läsionen nachweisbar. Die Infektion einer Basalzelle erfordert das Vorliegen einer Epithelläsion. Die leichte Verletzbarkeit des Zylinderepithels begünstigt die Primärinfektion im Bereich der Grenzzone zum Plattenepithel. Vom Primärherd aus breitet sich die Infektion kontinuierlich horizontal in der Epithelschicht aus, die virusbefallenen Zellen zeigen ein koilozytäres oder dysplastisches Bild. Die Läsion ist scharf gegen das gesunde Gewebe abgegrenzt.

An der Epitheloberfläche finden sich massenhaft infektiöse reife Viruspartikel, die mit dem Fluor in die Scheide und zur Vulva gelangen und dort sekundäre Infektionen ermöglichen. Zur Ausbildung von Satellitenläsionen an der Ektozervix sind neue Epitheldefekte notwendig.

5.2.2 Die Rolle des Sexualpartners als Vektor und Reservoir der HPV-Infektion und andere Übertragungswege

Die HPV-Infektion des Mannes ist in Hinsicht auf die Karzinomentstehung für ihn selbst viel weniger risikoreich. Nur in seltenen Fällen treten therapiebedürftige Läsionen auf. Prinzipiell zeigt der Nachweis von HPV-16/18-DNS in Morbus-Bowen-Läsionen und Peniskarzinomen, daß der aufgezeigte Mechanismus der malignen Transformation beim Zervixkarzinom einen Modellcharakter für andere anogenitale Karzinome hat.

Durch ein anderes hormonelles Milieu und Epithelverhältnisse, die eher mit dem Vulvabereich vergleichbar sind, werden der Krankheitsverlauf und das Krebsrisiko aber wesentlich modifiziert. Aus epidemiologischer Sicht ist der Mann als Vektor interessant. Während makroskopische Läsionen bei männlichen Sexualpartnern HPV-infizierter Frauen selten sind, sollen subklinische Läsionen in bis zu 70% vorliegen. Auch der Nachweis identischer Typen bei Sexualpartnern und die verbesserte Remissionsrate bei Partnermitbehandlung weisen auf die Rolle des sexuellen Übertragungsweges hin. Ob die Läsionen beim Mann erst sekundär entstehen, wenn eine massive HPV-Infektion bei der Partnerin besteht, ist noch ungeklärt. Ebenso könnte die Übertragung infizierter Epithelzellen bei schlechter Sexualhygiene und infolge kurzer Intervalle bei häufigen Partnerwechsel eine Rolle spielen.

HPV-DNS wurde auch in Spermaproben, im Urin und in Prostatabiopsien nachgewiesen. Ob es sich hier um Kontaminationen beim Vorliegen von okkulten Harnröhrenläsionen handelt, bleibt offen. Papillome der Harnblase sind ebenfalls HPV-assoziiert. Die hohe Umweltstabilität der HPV-Viren läßt prinzipiell an

Schmierinfektionen und unbeabsichtigte Kontaminationen auch im Rahmen der frauenärztlichen Sprechstunde bei Nichtbeachtung hygienischer Grundsätze denken.

Untersuchungen von Neugeborenen mit sehr empfindlichen Verfahren zeigten, daß unter der Geburt HPV-16/18-DNS beim Durchtritt durch den Genitalschlauch erworben werden kann. Ob aber durch diese vertikale Transmission eine latente Infektion entstehen kann, ist ungeklärt.

Bei Kindern wurden bisher keine Läsionen mit Risikotypen beschrieben. Demgegenüber sind Larynxpapillome durch HPV-6- und -11-Infektionen, die unter der Geburt erworben wurden, bei Kleinkindern mehrfach beobachtet worden.

5.2.3 HPV-Prävalenz in Normal- und Risikokollektiven

HPV-16- und -18-DNS wurde weltweit bei allen untersuchten ethnischen Gruppen gefunden. Viele der bisher veröffentlichten Studien zeigen jedoch Mängel hinsichtlich der Fallselektion, der Falldefinition, der Probeentnahme, der Standardisierung der DNS-Hybridisierungsverfahren. Die Bewertung der vorliegenden Resultate wird durch die Verwendung von Methoden mit unterschiedlicher Sensitivität und der fehlenden Einbeziehung aller relevanten HPV-Risikotypen ins Testsystem erschwert.

Für unsere geographische Region wird eine HPV-Durchseuchung der normalen weiblichen Population mit 10–15% angenommen. Bei gesunden Männern findet man nur in 5% der Fälle einen positiven HPV-Nachweis. Während in der Schwangerschaft der Anteil der HPV-positiven Frauen auf 20–30% ansteigen kann, beobachtet man in der Postmenopause nur noch 5%. In Risikokollektiven findet man bis zu 90% HPV-infizierte Frauen.

Mit steigendem Dysplasiegrad nimmt der Nachweis von Risikotypen zu. Bei geringgradige Läsionen wird bei bis zu 30% der Fälle HPV-16/18 gefunden und bei hochgradigen Läsionen bis 70%. Für den selteneren HPV-Typ 18 wird ein besonderes biologisches Verhalten angenommen. Er soll Läsionen induzieren, die in sehr kurzer Zeit in Karzinome über gehen können und sich so der Krebsvorsorge entziehen.

Insgesamt muß man einschätzen, daß die bisher vorliegenden Daten noch keine klare epidemiologische Bestandsaufnahme ermöglichen.

5.3 Diagnostik der HPV-Infektion

Bis vor kurzem wurden nur die klassischen spitzen Kondylome als virusinduziert angesehen. Die makroskopische Diagnose einer HPV-1/11-Infektion gelingt im Falle des Condyloma acuminatum problemlos. Diese Epithelwucherungen sind bei gesunden Frauen selten. Bevorzugt findet man sie an der hinteren Kommisur und perianal.

Flache bzw. invertierte Kondylome an der Portio kann man dagegen oft erst nach Jod- oder Essiganwendung erkennen. Sie können von verschiedenen HPV-Typen mit unterschiedlicher maligner Potenz hervorgerufen werden. Eine HPV-Typisierung ist zur Prognoseeinschätzung solcher Läsionen notwendig.

5.3.1 Kolposkopische Diagnose

Die gegenwärtige noch gültige kolposkopische Nomenklatur entstand, als die Ätiologie der Ektozervix noch nicht bekannt war.

Abnorme kolposkopische Befunde, wie Punktierung (Grund). Mosaik (Felderung) und Leukoplakie (Keratose), können heute ausschließlich als HPV-induzierte Epithelveränderungen betrachtete werden.

Eine Zuordnung definierter kolposkopischer Bilder zu einzelnen genitalen HPV-Typen mit unterschiedlicher onkogener Potenz ist nicht möglich. In einem zarten Mosaik kann man durch Abstrichhybridisierung oder In-situ-Hybridisierung an bioptischen Material sowohl nur HPV-6/11 als auch nur -16/18 nachweisen. Die Bestimmung des HPV-Typs wird gerade zur Einschätzung des Progressionsrisikos solcher uniformen Läsionen für Problemfälle (sehr junge Patientin, Kinderwunsch etc.) in der Dysplasiesprechstunde empfohlen.

Die Mehrzahl der Läsionen an der Ektozervix ist nur zum Teil sichtbar und setzt sich in den Zervikalkanal fort. Eine Beurteilung der Flächenausdehnung ist so oft nicht möglich. Die Primärlesion kann sich auch im Zervikalkanal befinden. Aus diesem Grund ist auch auf minimale Befunde im äußeren Muttermund zu achten. Im fortgeschrittenen Stadium einer HPV-Infektion findet man zum Teil ausgedehnte HPV-induzierte Punktierungsbezirke und Papillomrasen, die auf das Scheidengewölbe übergreifen.

Die kolposkopische Diagnose papillomvirusinduzierter Veränderungen ist der zytologischen Diagnose an der Ektozervix überlegen.

5.3.2 Zytologische und histologische Diagnostik

Neben den von Koss 1956 beschriebenen Koilozyten (ausgereifte Plattenepithelzellen mit perinukleärer Hofbildung und pyknotischen Kern infolge exzessiver Vermehrung von Papillomviren) und den Dyskeratozyten gelten heute auch alle Dysplasiezellen als HPV-infiziert bzw. -induziert.

Die Zahl der Viruspartikel nimmt mit steigendem Dysplasiegrad ab. Der elektronenmikroskopische Nachweis von Viruspartikeln gelingt aus diesem Grund am besten in Koilozyten und schwierig in Dysplasiezellen. Die normalerweise episomal vorliegende Virus-DNS kann bei CIN-III-Zellen schon ins Wirtsgenom integriert sein. Eine Infektiosität liegt nur bei ausgereiften Viruspartikeln vor.

Die zytologische und histologische Diagnose einer Virusinfektion wird heute immer noch vom Vorhandensein von Koilozyten abhängig gemacht. Dieses diagnostische Vorgehen hat zwar weiter seine Berechtigung, erfaßt aber nur den geringsten Teil aller HPV-Infektionen, die mit molekularbiologischen Verfahren nachweisbar sind.

Der Papanicolau-Abstrich hat nach Koss (1989) weltweit aus verschiedenen Gründen eine falsch-negative Rate von 20–50%.

Gerade bei endozervikalen Läsionen kann ein positiver HPV-Abstrich zusätzliche diagnostische Information bieten. Bei Patientinnen mit dysplastischen oder karzinomatösen Läsionen bringt nach Ritter et al. (1988) Kombination von Zytologie (allein 74%) und HPV-Test (allein 68%) eine Sensitivitätsverbesserung auf 89%.

5.3.3 Molekularbiologische Methoden der HPV-Typisierung

Die heute etablierten molekularbiologischen Methoden zum Nachweis von HPV-DNS wurden nicht speziell für HPV entwickelt und sind auch zur Diagnostik anderer humanpathogener Viren geeignet.

Mitte der 70er Jahre waren die Voraussetzungen zur Isolierung und Klonierung von HPV-DNS gegeben. Die Bereitstellung von markierten DNS-Sonden war nach der Isolierung von HPV-DNS aus verschiedenen Läsionen (CIN, Karzinom etc.) und ihrer Vermehrung in Plasmidsystemen in ausreichenden Mengen möglich.

Nach einer internationalen Übereinkunft der HPV-Forscher werden neu isolierte Typen im Referenzzentrum für humanpathogene Papillomviren am DKFZ Heidelberg registriert und anderen Forschergruppen zugänglich gemacht.

Gegenwärtig sind die DNS-Hybridisierungstechniken die empfindlichsten und spezifischsten Methoden zum Nachweis und zur Typisierung der humanen Papillomviren (Tabelle 5.1).

Bei Frauen mit positivem HPV-DNS-Nachweis findet man nur in 70% kolposkopische und in 15% zytologische HPV-Zeichen.

Hybridisierung beruhen auf den besonderen Eigenschaften der nativen DNS. Durch Hitze- und Laugebehandlung wird die Virus-DNS in Einzelstränge zerlegt und so fixiert. Gibt man jetzt unter besonderen Bedingungen vorbehandelte, einsträngige, radioaktive markierte Virus-DNS, die mit dem im Zellmaterial vorliegendem Virus-Typ identisch ist, hinzu, kann eine Vereinigung dieser gleichartigen DNS-Einzelstränge unterschiedlicher Herkunft (= Hybridisierung) erfolgen.

Der Nachweis der Radioaktivität mittels Röntgenfilm oder -emulsion erlaubt den indirekten Nachweis des Hybridisierungsproduktes. Auch eine nichtradioaktive Markierung mit fast gleicher Empfindsamkeit wie eine Phosphor-32-markierte Sonde ist möglich.

Die meisten, besonders die hochspezifischen Hybridisierungstests, wie Southern-blot-, Dot-blot- und reverse Southern-blot-Hybridisierung, sind methodisch relative aufwendig und erfordern zumindest eine Isolierung der zu testenden DNS. Ihre Anwendung ist deshalb nur im Rahmen der medizinischen Forschung möglich. Völlig neue Möglichkeiten eröffnen sich durch den Einsatz der Polymerasekettenreaktion (PCR). Geringste Mengen einer nachzuweisenden DNS werde

Tabelle 5.1. Hybridisierungstechniken zum HPV-Nachweis (radioaktive und nichtradioaktive Markierung möglich)

Methoden	DNS-Isolierung	Bemerkungen
Southern-blot-Hybridisierung		HPV-Typisierung Integrationsnachweis
Dot-blot-Hybridisierung	Erforderlich	Etwas empfindlicher als FISH
Reserve Hybridisierung		HPV-Typisierung
Sandwich-Hybridisierung		Spezielle Sonden nötig, geringe Empfindlichkeit
In-situ-Hybridisierung	Nicht erforderlich	Vorteil bei geringer Zellzahl, aber hoher Kopienanzahl pro Zelle
Filter-in-situ-Hybridisierung (FISH)		Internationaler Trend, großer Probendurchsatz bei hoher Empfindlichkeit und Spezifität

unter Verwendung spezifischer Oligonukleotidprimer um mehr als das Tausendfache vermehrt. Daran anschließend werden Hybridisierungstests oder Restriktionsanalysen durchgeführt. (Diese Tests werden auch künftig nur für spezielle Fragestellungen eingesetzt werden). Für den Einsatz in der klinischen Diagnostik sind vor allem die In-situ-Hybridisierungen geeignet (Abb. 5.5). Das Untersuchungsmaterial wird bei dieser Technik ohne DNS-Isolierung hybridisiert. Bei der eigentlichen In-situ-Hybridisierung werden auf Objektträgern fixierte Gewebsschnitte oder Zellausstriche untersucht. Bei mikroskopischer Auswertung ist die Identifizierung einzelner virusbefallener Zellen möglich.

Für große Probezahlen hat sich die Filter-in-situ-Hybridisierung (FISH) als rationell und kostengünstig erwiesen. Die zu testenden Zellproben werden auf Membranfilter fixiert, dann lysiert und hybridisiert.

Die Gewinnung von ausreichendem Zellmaterial gelingt durch einen konventionellen Wattetupferabstrich. Die Zellen werden zunächst in einer Pufferlösung aufgenommen und können eingefroren über Monate gelagert werden. Eine Scheidenspülung ist ebenfalls geeignet, ausreichend Material zu gewinnen.

Die In-situ-Hybridisierung ist nach Vorbehandlung auch an alten Paraffinschnitten möglich und erlaubt so die Aufarbeitung archivierter Materialien.

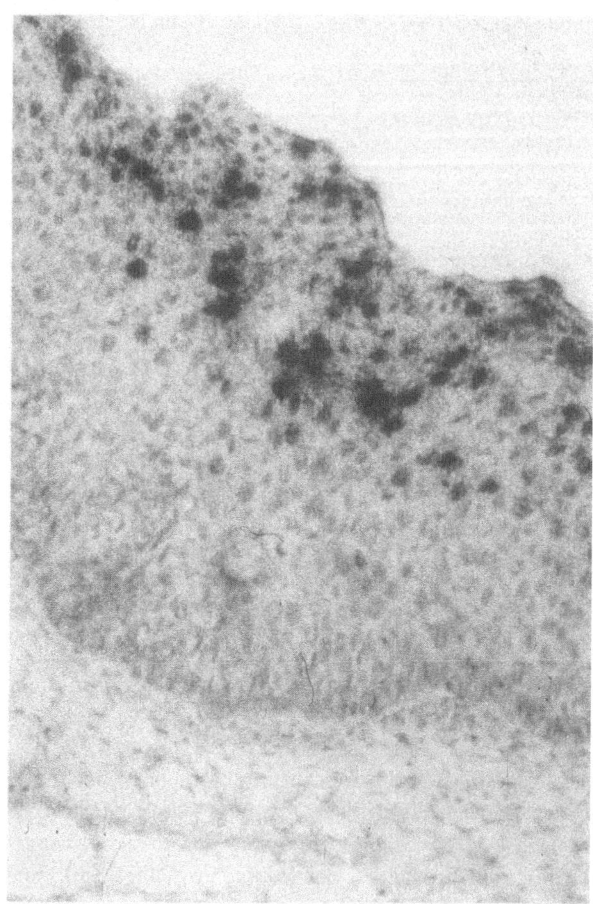

Abb. 5.5. CIN-II – Areal aus einem Gewebsschnitt einer Muttermundslippe von einer 28jährigen Patientin mit positivem HPV-16-Nachweis im Zellabstrich und histologischer Diagnose CIN III. In-situ-Hybridisierung mit einer ^{35}S-markierten HPV-16-RNS-Probe; Vergr. 250:1

5.3.4 Immunologische Verfahren zum HPV-Nachweis

Während immunologische Nachweisverfahren in den 70er Jahren nur den HPV-Nachweis ohne Typisierung in histologischen Präparaten erlaubten, ist es in jüngster Zeit gelungen, Antikörper gegen virale Nukleokapsidproteine in Seren von Patientinnen mit HPV-Läsionen nachzuweisen. Die serologische HPV-Diagnostik könnte für ein HPV-Risikotyp-Screening neue Perspektiven eröffnen.

5.4 Therapie der HPV-induzierten Läsionen mit erhöhtem Karzinomrisiko

Ziel der Therapie ist es, schon minimale Läsionen im Gesunden zu beseitigen, noch bevor diese Epithelveränderungen in eine hochgradige bzw. großflächige Läsion übergehen. Bei dem Vorgehen wird naturgemäß auch ein Teil der rückbildungsfähigen Veränderungen mitbehandelt (Tabelle 5.2).

Tabelle 5.2. Therapie HPV-induzierter Läsionen an der Portio uteri

1. Lokal chirurgische Sanierung	– Messerkonisation bei CIN – Kauterisation – Laservaporisation – Kryotherapie
2. Lokal medikamentöse Therapie	– Podophyllin – $AgNO_3$ – Interferon – Photodynamische Therapie mit Hämatoporphyrinderivaten
3. Systemische Therapie	– Interferon – Immunisierung?
4. Psychotherapie (in Analogie zu Verruca vulgaris)?	
5. Reinfektprophylaxe	– Partnersanierung – Kondomverkehr

5.4.1 Ablative Verfahren

Konisation

Die Messer- und Laserkonisation ist die sicherste Methode zur Abklärung einer HPV-induzierten Läsion. Sie ist, solange die Läsion die Portiogrenze nicht überschreitet, auch hinsichtlich der Verminderung der Rezidivgefahr am sichersten. Für die Mehrzahl der Patientinnen mit abgeschlossener Familienplanung ist sie die Methode der Wahl. Sie ist ambulant durchführbar und nur mit geringen Komplikationen verbunden. Der Schwangerschaftsverlauf nach einer Konisation ist in der Regel unkompliziert. Konisationen in der Schwangerschaft werden oft mit einer Cerclage verbunden.

Laservaporisation

Die Laservaporisation kann nur Läsionen an der Ektozervix sicher eliminieren. Eine Biopsie ist erforderlich. Ebenso sollten hochgradige Läsionen im Zervikalkanal durch eine Zervixabrasio ausgeschlossen werden.

Engmaschige Kontrolluntersuchungen sind erforderlich, da Rezidive (im Zervikalkanal) möglich sind. Im entstehendem Narbengewebe werden allerdings seltener Rezidive beobachtet.

Kauterisation

Bei der elektrothermischen Gewebszerstörung sind prinzipiell die gleichen Empfehlungen wie zur Laservaporisation zu berücksichtigen.

Vaginale Hysterektomie und partielle Kolpektomie

Bei ausgedehnten Befunden mit einem Übergreifen hochgradiger Läsionen auf das Scheidengewölbe ist nach abgeschlossener Familienplanung und nach erfolglosen Lasertherapieversuchen eine vaginale Hysterektomie mit Scheidenmanschette gerechtfertigt.

5.4.2 Systemische und adjuvante Therapie

Die lokale medikamentöse Behandlung mit Säuren, Podophyllin oder Interferon wird von verschiedenen Autoren als eine Alternative zur ablativen Therapie angesehen. Sie ist mit einer hohen Rezidivrate belastet, kann aber als adjuvante Therapie nach ablativer Behandlung sinnvoll sein.

Bei Patientinnen mit eingeschränkter Immunabwehr soll eine lokale oder systemische Interferonzusatztherapie die Ergebnisse verbessern.

5.4.3 Immunologische Verfahren

Immunisierungsversuche gegen HPV waren bisher nicht erfolgreich. Die lokale Immunantwort ist zu schwach. Sollte es gelingen, eine effektive Immunisierung gegen HPV zu entwickeln, wäre eine primäre Prävention des Zervixkarzinoms möglich.

5.5 Empfehlung für die gynäkologische Praxis

Auch wenn heute noch eine Vielzahl von Problemen und Fragen in der HPV-Forschung zu klären sind, ergeben sich für den Praktiker schon jetzt konkrete Schlußfolgerungen und Forderungen:

1. Die Trefferquoten der konventionellen diagnostischen Methoden (Kolposkopie und Zytologie) zum HPV-Nachweis sind unzureichend.
2. Der Nachweis einer HPV-Infektion mit Risikotypen ist geeignet, eine Patientin einer Risikogruppe zuzuordnen. Solche Patientinnen sollten engmaschig kontrolliert werden.
3. Patientinnen mit HPV-assoziierten intraepithelialen Neoplasien sollten in jedem Fall behandelt werden. Bei minimal Läsionen ist die Laservaporisation und bei größeren die Konisation als Therapiemethode zu bevorzugen.
4. Eine Partnermitbehandlung ist aus gegenwärtiger Sicht nur im Rahmen von Studien angezeigt.
5. Eine generelle Aufklärung der Patientinnen zum Problemkreis sexuell übertragbarer Krankheiten sollte HPV-Infektionen miteinschließen. Die Benutzung von Kondomen bei nichtstabilen Partnerschaftsverhältnissen ist anzuraten. Auf

den Einfluß einer gesunden Lebensweise (Ernährung, Vitamine, Nichtrauchen) auch auf den Verlauf von HPV-Infektionen ist hinzuweisen.

Literatur

Barten G (1990): Ultrastruktureller Papillomvirusnachweis bei Vor- und Frühstadien des Zervixkarzinoms. Zbl Gynäkol 112:33–38

Boshart M, Gissmann L, Ikenberg H, Keinheinz A, Scheurlen W, Zur Hausen H (1984): A new type of papillomavirus DNA, its presence in genital cancer biopsies and cell lines derived from cervical cancer. EMBO J 3:1151–1157

De Villiers E-M (1989): Heterogeneity of the human papillomavirus group. J Virology 63:4898–4903

Dc Villiers E M, Schneider A, Miklaw H et al. (1987): Human papillomavirus infections in women with and without abnormal cervical cytology. Lancet II:703–705

Dürst M, Gissmann L, Ikenberg H, Zur Hausen H (1983): A papillomavirus DNA from a cervical carcinoma and its prevalence in cancer biopsy sample from different geographic regions. Proc Natl Acad Sci USA 80:3812–3815

Friedmann W, Schäfer A, Weyerstahl T (1989): HIV–Infektionen und zervikale Neoplasien. Geburtshilfe Frauenheilkd 49:997–1000

Göppinger A, Ikenberg H, Birmelin G, Hilgarth M, Pfleiderer A, Hillemanns H-G (1988): CO_2-Lasertherapie und HPV-Typisierung bei CIN-Verlaufsbeobachtungen. Geburtshilfe Frauenheilkd 48:343–345

Koss GL (1989): The Papanicolaou Test for cervical cancer detection. A triumph and a tragedy. JAMA 261:737–743

Koss GL, Durfee GR (1956): Unusual patterns of squamous epithelium of uterine cervix, cytologic and pathologic study of coilocytotic atypia. Am NY Acad Sci 63:1245–1261

Kurman RJ, Schiffman MH, Lancaster WD, Reid R, Jenson AB, Temple GF, Lorincz (1988): Analysis of individual human papillomavirus types in cervical neoplasia: a possible role for type 18 in rapid progression. Am J Obstet Gynecol 159:293–296

Maniatis T, Fritsch EF, Sambrock J (1982): Molecular cloning. A laboratory manual. Cold Spring Harbor Laboratory, New York

McNicole PJ, Guijon FB, Paraskevas M, Brunham RC (1989): Comparison of filter in situ deoxyribonucleic acid hybridisation with cytologic, colposcopic, and histopathologic examination for detection of human papillomavirus infection in women with intraepithelial neoplasia. Am J Obstet Gynecol 160:265–270

Munoz N, Bosch FX, Jensen MO (1989): Human papillomavirus and cervical cancer. WHO–IARC Sci Publ 94, Lyon

Neumann R, Eggers HJ, Zippel HH et al.: Beitrag zur klinischen Relevanz des Nukleinsäurenachweises der humanen Papillomviren (HPV) in Abstrichzellen der Cervix uteri. Geburtshilfe Frauenheilkd 49:11–16

Peto R, zur Hausen H (1986): Viral etiology of cervical cancer. Banbury Report Nr. 21, Cold Spring Harbor

Reid R (1987): Human Papillomvirus. Obstet Gynecol North Am 14/2 407–430

Reid R, Campino MJ (1988): The biology and significance of human papillomavirus infections in the genital tract. Yale J Biol Med 61:307–325

Richart RM (1989): Cause and management of cervical intraepithelial neoplasie. Cancer 60:1951–1959

Ritter DB, Kadish AS, Vermund SH, Romney SL, Vallari D, Burk RD (1988): Detection of human papillomavirus deoxyribonucleic acid in exfoliated cervicovaginal cells as a predictor of cervical neoplasia in a high-risk population. Am J Obstet Gynecol 159:1517–1525

Schneider A, Schuhmann R, De Villiers EM, Knauf W, Gissmann L (1986): Klinische Bedeutung von humanen Papilloma-Virus-(HPV)-Infektionen im unteren Genitaltrakt. Geburtshilfe Frauenheilkd 46:261–266

Schneider A, Sterzik K, Buck G, De Villiers E-M (1988): Colposcopy is superior to cytology for the detection of early genital human papillomavirus infection. Obstet Gynecol 71:236–241

Shope RE (1933): Infectious papillomatosis of rabbits. J Exp Med 58:607–624

Syrjänen KJ, Gissmann L, Koss GL (1987): Papillomviruses and human diseases. Springer, Berlin Heidelberg New York Tokyo

Syrjänen KJ, Mäntyjärvi R, Saarikoski S (1988): Factors associated with progression of cervical human papillomavirus (HPV) infections into caarcinoma in situ during a long-term prospective follow-up. Br J Obstet Gynecol 95:1096–1102

Wagner D (1988): Papillomavirusinfektion und Zervix-Karzinom: Bedeutung für die gynäkologische Krebsvorsorge. GBK-Mitt. dienst 16:33–39

Wagner D, Ikenberg H, Böhm N, Gissmann L (1984): Identification of human papillomavirus in cervical swabs by Deoxyribonucleic acid in situ hybridisation. Obstet Gynecol 64:767–772

Zur Hausen H (1976): Condylomata acuminata and human genital cancer, Cancer Res 36:530

Zur Hausen H (1988) Papillomviruses in human cancer. Molecular Carcinogenesis 1:147–150

6 Morphologische Veränderungen der Cervix uteri

Die Zervix besteht aus dem Zervikalkanal und der Portiooberfläche. Die Portiooberfläche wird von nicht verhornendem mehrschichtigem Plattenepithel bedeckt. Die Epithelbasis verläuft geradlinig und wird nur durch niedrige Stromapapillen gegliedert (Abb. 6.1).

Die Oberfläche des Zervikalkanal wird von schleimbildendem einschichtigen Zylinderepithel bedeckt, das sich unter Ausbildung von verzweigten Krypten (sog. Zervixdrüsen) in das Zervixstroma einsenkt (Abb. 6.2). Am Übergang beider Epithelarten findet sich auch die letzte Einbuchtung, für die der Begriff der "letzten Zervixdrüse" geprägt wurde (Ober et al. 1958; Hamperl et al. 1958).

Die Grenze zwischen Plattenepithel und Zylinderepithel liegt im Idealfall in Höhe des äußeren Muttermundes. Der außerhalb des äußeren Muttermundes liegende Anteil wird als Ektozervix, der innere Anteil als Endozervix bezeichnet. Bei älteren Frauen nach der Menopause ist die Grenze fast regelmäßig nach proximal verschoben, bei jüngeren Frauen nach distal auf die Portiooberfläche (Abb. 6.3).

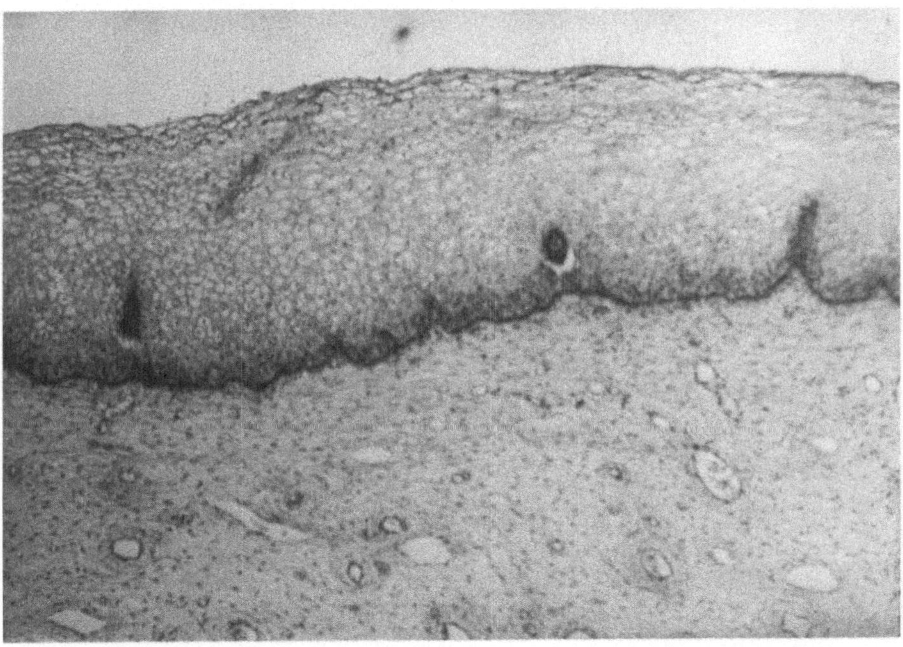

Abb. 6.1. Originäres Plattenepithel der Portio uteri

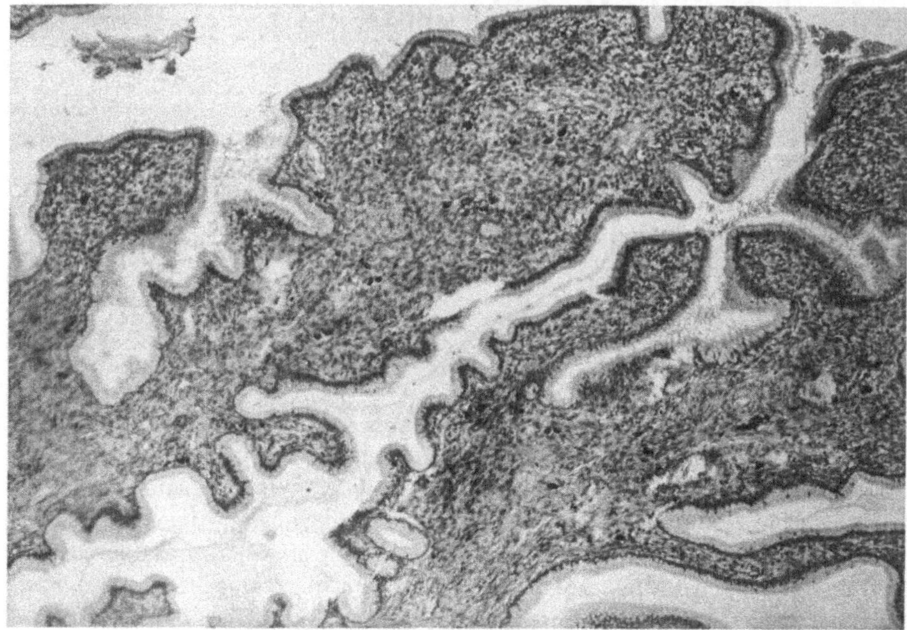

Abb. 6.2. Reguläre Zervixschleimhaut

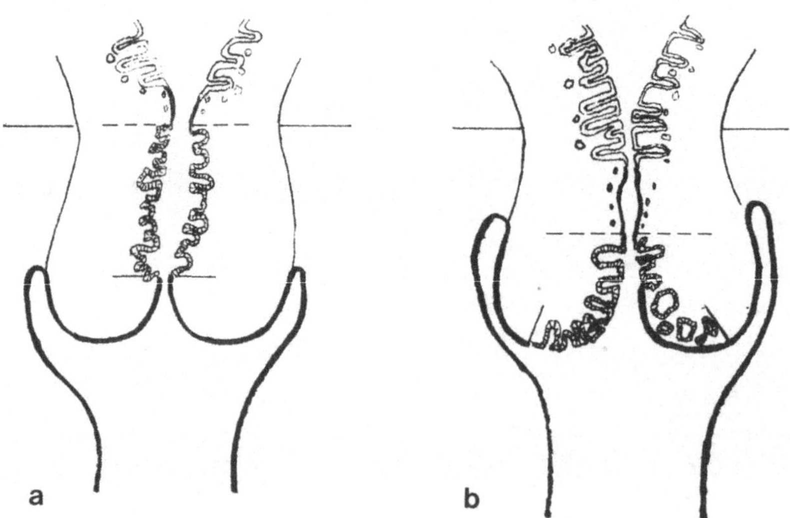

Abb. 6.3. a Epithelverhältnisse bei jungen Mädchen und im Klimakterium. **b** Epithelverhältnisse bei der geschlechtsreifen Frau

Im letzteren Fall spricht man von einer *Ektopie* (Synonym: Ektropium, Pseudoerosion, Erythroplakie, Eversion).

Eine Ektopie ist eine Ausstülpung der hyperplastischen Zervixschleimhaut auf die Portiooberfläche.

Durch die Außenverlagerung wird das Zylinderepithel dem Scheidenmilieu ausgesetzt. Durch Entzündung kommt es vielfach zum Verlust des vulnerablen Zylinderepithels auf der Portiooberfläche.

Die Epidermisierung der Ektopie kann durch regenerierendes Plattenepithel (aufsteigende Überhäutung) oder durch metaplastisches Plattenepithel auf dem Boden einer Reservezellhyperplasie (absteigende Überhäutung) erfolgen. (Abb. 6.4).

Bei der aufsteigenden Überhäutung kriecht Plattenepithel über eine Erosion des Zylinderepithels. Es dringt aktiv in deren Schleimhautbereich ein. Bei der absteigenden Überhäutung entsteht die Neubildung des Plattenepithels so, daß unterhalb des Zylinderepithels Zellen auftreten, die sich vermehren und zu Plattenepithel hochschichten. Diese subzylindrischen Zellen werden als Reservezellen bezeichnet. Ihre Herkunft ist unbekannt. Dieses metaplastische Plattenepithel zeigt in der Regel frühzeitig, bereits nach wenigen Zellagen, die Tendenz zur Differenzierung. Bleibt diese Differenzierung längere Zeit aus und findet sich im Rahmen dieser Verbände Kernpolymorphien und Hyperchromasien, dann spricht man von der atypischen Plattenepithelmetaplasie (Holzner und Burghardt 1971; Burghardt 1984).

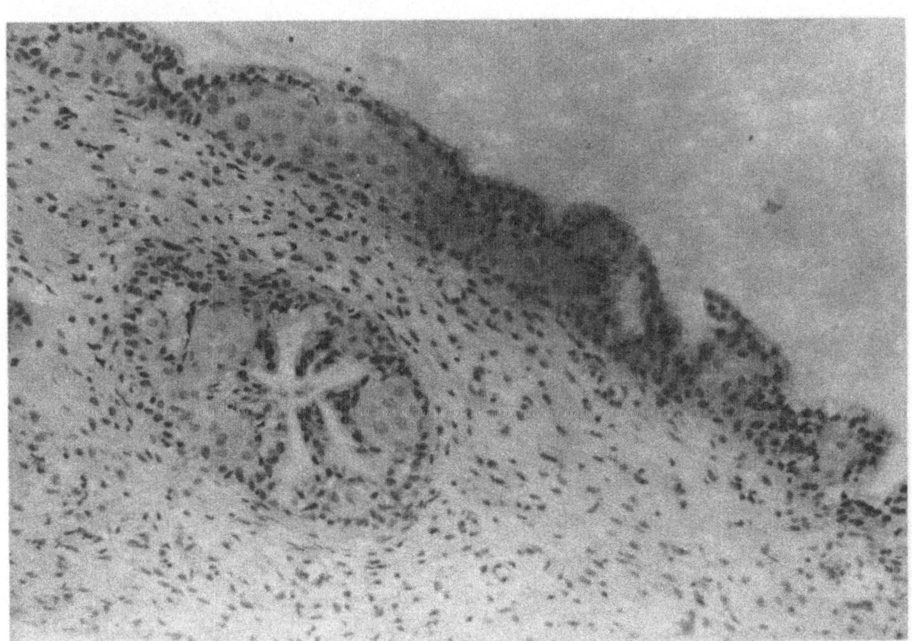

Abb. 6.4. Metaplastisches Plattenepithel auf dem Boden einer Reservezellhyperplasie

Die überhäutete Ektopie wird klinisch als Umwandlungszone bezeichnet.

Die Art der Überhäutung ist abhängig vom individuellen Hormonspiegel (endogenes Übergewicht oder exogene Zufuhr). Bei östrogener Stimulation erfolgt die Regeneration durch Portioepithel, bei gestagener Stimulation vorwiegend durch Reservezellhyperplasie des zervikalen Zylinderepithels. Trifft eine Biopsie ein regenerierendes, geringreihiges Epithel, ist im Einzelfall nicht immer zu entscheiden, ob es sich im metaplastisches Epithel oder um Epithel einer aufsteigenden Überhäutung handelt. Für diesen Fall wurde der Begriff des Regenerationsepithels vorgeschlagen (Burghardt 1984). Bei vollständiger Ausreifung des Plattenepithels mit darunter gelegenen Zervixdrüsen spricht man von der "dritten Haut". Diese dritte Haut wird proximal stets durch die neue Zylinderepithel-Plattenepithel-Junction begrenzt und distal von der letzten Zervixdrüse (Pixley 1976). Jedes Plattenepithel im Bereich dieses Feldes ist somit sekundär durch indirekte Metaplasie oder aufsteigende Überhäutung entstanden.

Plattenepithel über Zervixdrüsen ist in der Mehrzahl der Fälle das Terrain für die Entstehung des dysplastischen Epithels und damit des Karzinoms der Cervix uteri. Dabei ist es unbedeutend, auf welche Art es entstanden ist.

Bei der basalen Hyperplasie kommt es an der Basis eines normalen Plattenepithels zur Ausbildung einer Schicht atypischer Zellen mit einer relativ scharfen Grenze zu den höher gelegenen Epithelschichten. Es handelt sich in der Regel um eine Veränderung des auf der Portioaußenfläche lokalisierten originären Plattenepithels (Abb. 6.5).

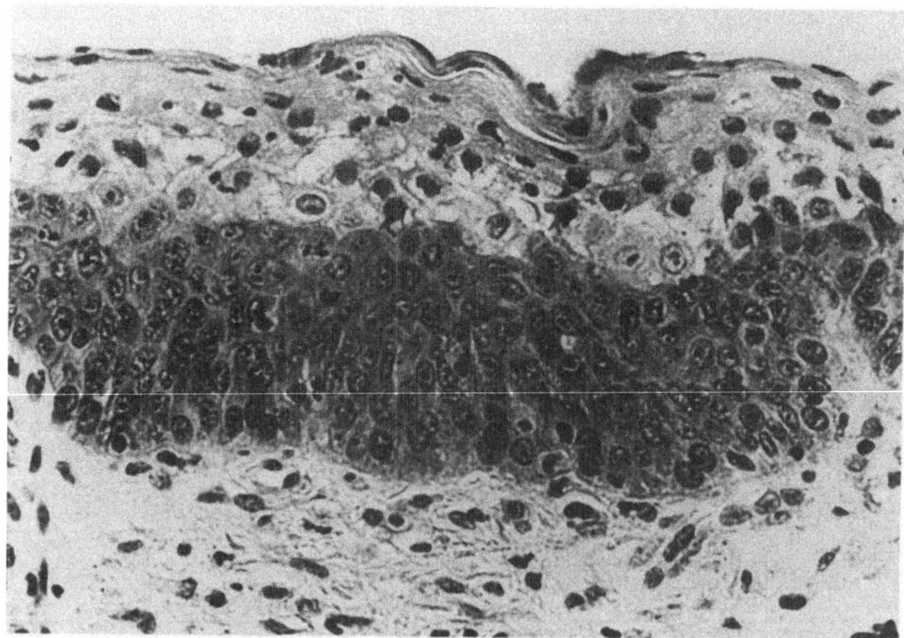

Abb. 6.5. Basale Zellhyperplasie mit scharfer Grenze zu höher gelegenem Plattenepithel. (Aus Burghardt 1984)

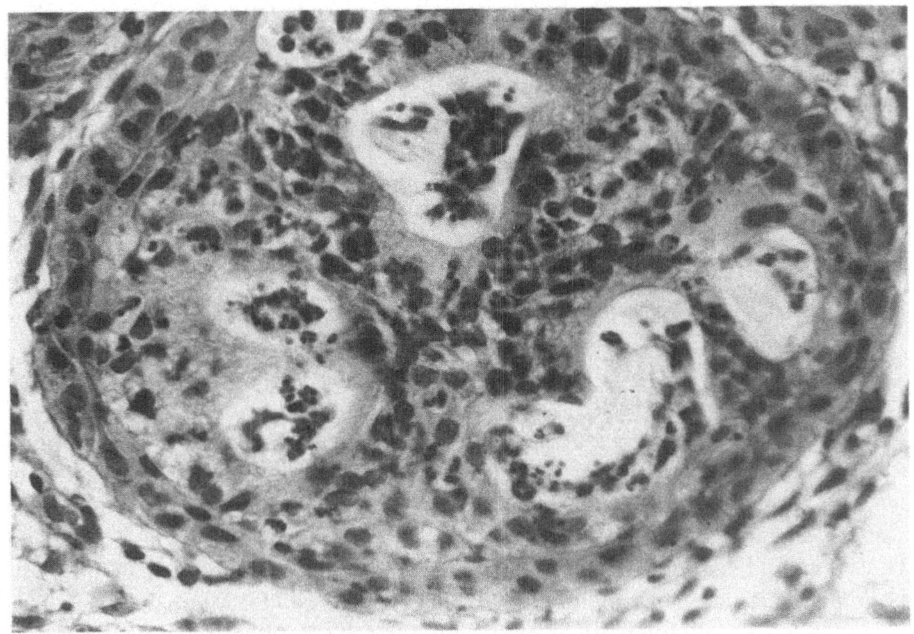

Abb. 6.6. Adenomatöse (mikrofollikuläre) Hyperplasie der Zervixschleimhaut unter dem Einfluß gestagenbetonter Ovulationshemmer

Die Proliferation der Zervixdrüsen unterliegt gleichfalls einer hormonalen Stimulation. Sie wird durch Gestagene stimuliert, Östrogene dagegen regen die Schleimbildung an. Unter dem Einfluß exogener Gestagene (gestagenbetonte Ovulationshemmer) kommt es zur adenomatösen mikrofollikulären Drüsenwucherung bei weitgehendem Schwund des dazwischen liegenden Stromas und zur umgebenden Reservezellhyperplasie (Abb. 6.6).

Das wenige Stroma ist in der Regel deutlich entzündlich infiltriert. Der Wachstumsdruck der Drüsen bewirkt eine Ausstülpung der Zervixschleimhaut zu polypoiden Gebilden und zur Ausbreitung in Richtung Portiooberfläche unter dem Bild einer glandulär-papillaren Ektopie.

Die adenomatöse polypoide Zervixdrüsenhyperplasie entsteht ganz überwiegend unter dem Einfluß gestagenbetonter Ovulationshemmer. Nach dem Absetzen der exogenen Hormonzufuhr ist sie rückbildungsfähig.

Bei lang anhaltender Hormonzufuhr sind bei fortschreitendem Differenzierungsverlust des Drüsenepithels Übergänge in ein Adenocarcinoma in situ möglich.

Polypen der Zervixschleimhaut sind nach der Pubertät bis ins hohe Lebensalter überaus häufig. Mit der steigenden Zahl kindergynäkologischer Ambulanzen und damit steigenden Untersuchungszahlen wird zunehmend über ihr Vorkommen bereits während der kindlichen hormonalen Ruhepause berichtet (Terruhn 1977). Sie sind wohl weniger als echte Neubildungen aufzufassen, sondern als umschriebene

Schleimhauthyperplasien. Nach ihrer Oberflächenbeschaffenheit sind sie papillar, drüsig-zystisch oder adenomatös. Werden sie allseitig von ruhigem Plattenepithel bedeckt, bezeichnet man sie als Portiopolypen. Eine maligne Entartung ist extrem selten.

6.1 Stufenweise Kanzerisierung

6.1.1 Die Formen des atypischen Epithels

Über die Vor- und Frühstadien des Plattenepithelkarzinoms der Cervix uteri sind zahlreiche Arbeiten erschienen, so daß es schwer fällt, sich in der Vielzahl der angebotenen Bezeichnungen zurechtzufinden. Auseinandersetzungen über Nomenklaturfragen sind aber im Fall des Zervixkarzinoms und seiner Frühstadien nicht nur von akademischem Wert, sondern von hoher klinischer Brisanz, da sie das weitere diagnostische bzw. therapeutische Handeln bestimmen. Die frühe, von Hinselmann (1933) angebotene Nomenklatur, die ursprünglich zur Deutung kolposkopischer Bilder konzipiert wurde, ist heute nur noch den Älteren bekannt.

Anläßlich des I. Internationalen Kongresses für Exfoliativzytologie 1961 in Wien wurden die Begriffe Dysplasie und Carcinoma in situ eingeführt und 1975 durch die WHO-Klassifikation [69] verbindlich definiert (Tabelle 6.1). Die Einteilung der intraepithelialen Veränderungen in Dysplasie und Carcinoma in situ gründet auf dem Konzept der stufenweisen Entartung des Plattenepithels an der Cervix uteri (Büttner et al. 1974; Gedigk et al. 1972; Hamperl 1965; Kaufmann et al. 1965; Ober et al. 1961) oder beruht auf der Vorstellung, "daß ein bereits atypisches Epithel noch atypischer werden kann" (Burghardt 1981, 1984; Burghard u. Holzner 1983). Richart (1967) führte 1967 parallel dazu den Begriff der zervicalen intraepithelialen Neoplasie (cervical intraepithelial neoplasia CIN) ein, der sich zunehmend durchsetzt.

Nach dieser Einteilung entspricht die leichte Dysplasie der CIN Grad I, die mäßige Dysplasie CIN Grad II. Die schwere Dysplasie und das Carcinoma in situ werden als CIN Grad III zusammengefaßt, da die Grenzziehung ohnehin subjektiven Kriterien unterliegt und sich für beide Veränderungen gleiche therapeutische Konsequenzen ergeben. Richart ging davon aus, daß es sich bei der Kanzerisierung um einen kontinuierlichen Prozeß handelt, der mit der leichten Dysplasie beginnt und der frühen Stromainvasion endet. Das Terrain der Krebsentstehung ist nach Richart die Übergangszone. Von der ursprünglichen Meinung, daß das Plattenepithelkarzinom durch eine Art Entdifferenzierung aus dem präexistenten Plattenepithel entsteht, ist man seit langem abgekommen. Später wurde die Metaplasie als Ort der Karzinogenese favorisiert (Feyrter 1955a, b; Glatthaar 1950; Pschyrembel 1966; Wespi 1946).

Heute wissen wir, daß die Karzinogenese von verschiedenen Orten ausgehen kann, immer jedoch über basale undifferenzierte Zellen: entweder der subzylindrischen Reservezellen der Zervixschleimhaut oder der basalen Zellschichten des

Tabelle 6.1. Histologische Klassifikation der Tumoren und tumorähnlichen Veränderungen der Cervix uteri (WHO 1975)

I. Epitheliale Tumoren und verwandte Veränderungen

A. Benigne
1. Plattenepithelpapillom (epidermoides Papillom)
2. Sonstige

B. Dysplasie und Carcinoma in situ
1. Dysplasie
   a) leicht (mild)
   b) mäßig
   c) schwer
2. Carcinoma in situ
3. Carcinoma in situ mit fraglicher Stromainfiltration

C. Maligne
1. Plattenepithelkarzinom
   a) verhornend
   b) großzellig nichtverhornend
   c) kleinzellig nichtverhornend
2. Adenokarzinom, endozervikaler Typ
3. Endometrioides Adenokarzinom
4. Klarzelliges (mesonephroides) Adenokarzinom
5. Adenoid-zystisches Karzinom
6. Adenosquamöses Karzinom
7. Undifferenziertes Karzinom

II. Nichtepitheliale Tumoren
A. Benigne
1. Leiomyom (Fibromyom)

B. Maligne
1. Leiomyosarkom
2. Embryonales Rhabdomyosarkom (Sarcoma botryoides)

III. Verschiedene Tumoren

A. Müller-Mischtumoren

IV. Sekundäre Tumoren

V. Unklassifizierte Tumoren

VI. Tumorähnliche Veränderungen

A. Reservezellhyperplasie
B. Plattenepithelmetaplasie
C. Polyp
D. Condyloma acuminata
E. Mesonephrogene Ganghyperplasie
F. Deziduale Umwandlung
G. Glanduläre Hyperplasie
H. Endometriose

Plattenepithels. Dieses atypische Epithel entwickelt sich in scharf begrenzten Feldern (Burghardt 1984). Durch elektronenmikroskopische, autoradiographische und mikrospektrophotometrische DNS-Messungen an Epithelkernen wurde nachgewiesen, daß bereits im dysplastischen Epithel aneuploide DNS-Verteilungsmuster vorliegen (Atkin 1976a, b; Fu et al. 1986; Sandritter 1972). Nasiell et al. (1979) fanden nach DNS-Messungen einen Typ I der CIN und einen Typ II der CIN mit höheren aneuploiden Werten und entsprechend schlechterer Prognose. Zwischen einer Dysplasie und einem Carcinoma in situ bestehen somit lediglich quantitative Unterschiede. Für den Einzelfall gestattet die morphologische Untersuchung jedoch keine verbindliche Vorhersage über eine mögliche Progression, Persistenz oder Regression der Veränderung.

Nach klinischen Verlaufsbeobachtungen vergehen bis zur Entwicklung eines Carcinoma in situ bei der leichten Dysplasie etwa 7 Jahre, bei der mittleren Dysplasie ca. 3–5 Jahre und bei der schweren Dysplasie 1 Jahr (Dallenbach-Hellweg 1984; Büttner 1987).

Persistierende Dysplasien geringen Grades werden als hochdifferenzierte Carcinomata in situ angesprochen, sie können ohne Zwischenstufen in ein invasives Wachstum übergehen (Burghardt 1984).

Aus diesem Konzept wurde zunächst die Schlußfolgerung gezogen, jede zervikale intraepitheliale Neoplasie wie eine Präkanzerose zu behandeln, d. h. im Gesunden zu entfernen. Die Folge war, daß die Zahl der Konisationen stieg.

Die praktische Erfahrung hat jedoch gezeigt, daß die Hälfte der leichten und mittleren Dysplasien bei rein konservativer Therapie reversibel sind (Burghardt 1972; Fox 1967; Westergaard u. Norgaad 1981). Sie sollten als fakultative Präkanzerosen behandelt werden. Die CIN Grad III gilt als obligate Präkanzerose und sollte im Gesunden durch Konisation entfernt werden (Boyes et al. 1962; Ebeling u. Sarembe 1986; Ebeling u. Nischan 1987).

Durch den Nachweis von HPV-Viren als potentielle Auslöser der zervikalen intraepithelialen Neoplasie wurden die Nomenklatur weiter präzisiert. Für den Gynäkologen kommt es jetzt nicht nur darauf an zu wissen, um welchen Grad der intraepithelialen Neoplasie es sich handelt, sondern darüber hinaus, ob es dabei eine Beteiligung oder Nichtbeteiligung von HPV-Viren gibt, d. h., ob koilozytäre oder nichtkoilozytäre Dysplasien vorliegen.

Weiterhin wichtig ist der Virusnachweis durch Hybridisierung. Dabei soll es sich bei intraepithelialen Veränderungen durch HPV-Viren vom Typ 6 und 11 um reversible Formen und bei den Virustypen 16 und 18 um fortschreitende Veränderungen in Richtung zunehmender Malignisierung handeln. Dallenbach-Hellweg unterscheidet weiterhin zervikale intraepitheliale Neoplasien vom ektozervikalen Plattenepitheltyp und vom endozervikalen Reservezelltyp. Dabei sollen Verschiebungen des hormonellen Gleichgewichts von Bedeutung sein. Bei einem Hyperöstrogenismus gehen Präkanzerosen überwiegend vom Regenerationsepithel der Portiooberfläche aus, bei Verschiebungen zugunsten des Gestagens von den Reservezellhyperplasien der Zervixschleimhaut (Dallenbach-Hellweg 1981a, b, 1984, 1986).

Beide Formen verhalten sich klinisch unterschiedlich. Die Mikrokarzinome, die sich aus dem Plattenepitheltyp entwickeln, splittern frühzeitig netzig auf und setzen lymphogene Frühmetastasen. Dagegen infiltrieren die aus dem Reservezelltyp entstehenden Mikrokarzinome plump und metastasieren spät (Abb. 6.7). Ungeachtet der unterschiedlichen Ansichten über die formale Entwicklung des Plattenepithelkarzinoms der Cervix uteri gelten folgende Grundsätze für das praktische Handeln:

1. Der überwiegende Teil der Plattenepithelkarzinome der Cervix uteri entwickelt sich über verschiedene Formen des atypischen Plattenepithels. Daraus ergibt sich die Chance, Frühstufen des Zervixkarzinoms zu erkennen und die Entwicklung invasiver Zervixkarzinome zu verhindern.
2. Jeder Gynäkologe beteiligt sich aktiv an der Vorsorgeuntersuchung des Zervixkarzinoms der Frau!
3. Terrain der Krebsentstehung ist in der überwiegenden Zahl der Fälle die Plattenepithel-Zylinderepithelgrenze. Im reproduktiven Alter liegt diese distal des äußeren Muttermundes und ist für die Inspektion, die Kolposkopie und die zytologische Materialentnahme besonders günstig zugängig.
4. Dysplasien geringen und mittleren Grades gelten als fakultative Präkanzerosen. Sie bilden sich in der Mehrzahl der Fälle allein durch konservative Therapie zurück. Persistierende Dysplasien geringen und mittleren Grades sollten als hochdifferenzierte Carcinomata in situ angesehen und wie diese behandelt werden. Koilozytäre Dysplasien werden nach dem Grad der vorliegenden epithelialen Dysplasien behandelt; eine individuelle Therapie sollte nur dann stattfinden, wenn durch Hybridisierung der Subtyp der Papillomviren bestimmt wurde.
5. Carcinomata in situ und schwere Dysplasien gelten als obligate Präkanzerosen und sollten durch Konisation im Gesunden entfernt werden. Bei Entnehmen des Konus ist der altersabhängigen Plattenepithel-Zylinderepithel-Grenze Rechnung zu tragen.

6.2 Morphologie präinvasiver und karzinomatöser Veränderungen

6.2.1 Das normale Plattenepithel

Das normale Plattenepithel der Cervix uteri ist ein mehrschichtiges Plattenepithel ohne Verhornung. An der Basis findet sich eine Reihe kleiner Basalzellen. Darauf folgen mehrere Reihen großer parabasaler Zellen sowie große polygonale, glykogenreiche Intermediärzellen. Den Abschluß bilden die etwas abgeflachten Superficialzellen. Die Epithelbasis verläuft gradlinig (s. Abb. 6.1).

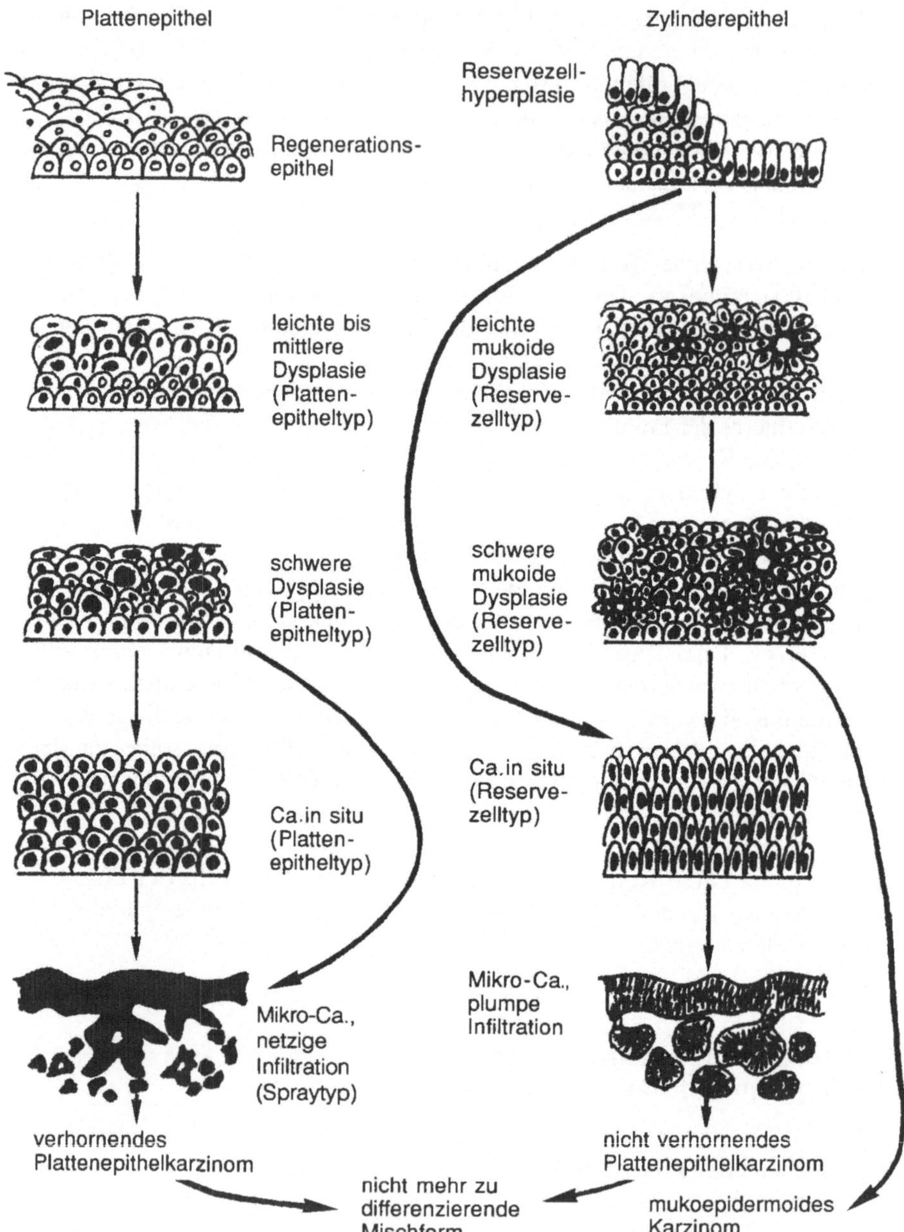

Abb. 6.7. Karzinogenese an der Cervix uteri. (Nach Dallenbach-Hellweg (1984)

6.2.2 Das abnorme Plattenepithel

Das abnorme Plattenepithel stellt eine Differenzierungsstörung *ohne* Dysplasien dar. Die Epithelschichtung ist weitgehend unter Verlust der glykogenhaltigen Zellen erhalten. Die Epithelbasis ist durch Stromapapillen gegliedert, die Oberfläche mehr oder weniger verhornt. Die Veränderung ist hinsichtlich der Dignität harmlos (Abb. 6.8).

Leicht dysplastisches Plattenepithel (CIN I)

Die Schichtung des Epithels ist nur leicht gestört, im wesentlichen durch eine Verbreiterung der basalen Zellreihen. Die Epithelkerne sind teilweise auch bis in obere Schichten vergrößert und leicht wechselnd chromatindicht. Mitosen finden sich basal bis in mittlere Epithellagen. Vielfach wird das Epithel von Leukozyten durchsetzt (Abb. 6.9).

Mäßig dysplastisches Plattenepithel (CIN II)

Die Schichtung des Epithels ist bis in mittlere und z. T. obere Lagen gestört. Die Zellgrenzen sind noch gut ausgebildet. Kernpolymorphien und Hyperchromasien nehmen gegenüber dem leicht dysplastischen Plattenepithel zu. Mitosen treten bis in mittlere Lagen, vereinzelt bis in obere Epithelschichten auf (Abb. 6.10)

Schwere Dysplasie und Carcinoma in situ (CIN III)

Die Breite des Epithels nimmt weiter zu. Die Epithelschichtung ist weitgehend aufgehoben; bei der schweren Dysplasie ist die obere Epithellage noch angedeutet vorhanden, beim Carcinoma in situ fehlt die Schichtung ganz. In allen Schichten besteht eine erhebliche Kernpolymorphie und Hyperchromasie mit vermehrt auftretenden Mitosen, auch atypischen. Die Zellgrenzen sind verwaschen. Da die Grenzziehung zwischen stark dysplastischem Plattenepithel und Carcinoma in situ einerseits fließend ist und subjektiven Kriterien unterliegt, andererseits sich für beide Veränderungen gleiche therapeutische Konsequenzen ergeben, werden sie als CIN III zusammengefaßt. Dieses atypische Epithel kann sich sowohl unter Ausbreitung von Stromapapillen stark verbreitern, so daß papilläre Strukturen entstehen, als auch plump die Zervixdrüsen ausfüllen. Die Basalmembranen bleiben in jedem Fall gewahrt (Abb. 6.11 und 6.12).

Bleibt bei der absteigenden Überhäutung die Ausreifung der Reservezellhyperplasie vollständig aus, entsteht ein *Carcinoma in situ vom Reservezelltyp*.

Diese Form ist durch vollständigen Schichtungsverlust des Epithels gekennzeichnet. Statt dessen finden sich längliche Zellen mit gleichmäßig längsovalen Kernen mit zahlreichen Mitosen in allen Epithellagen. Dieses atypische Epithel füllt häufig die Zervixdrüsen vollständig aus und kann je nach Ausdehnung des Drüsenfeldes eine erhebliche Tiefe erreichen.

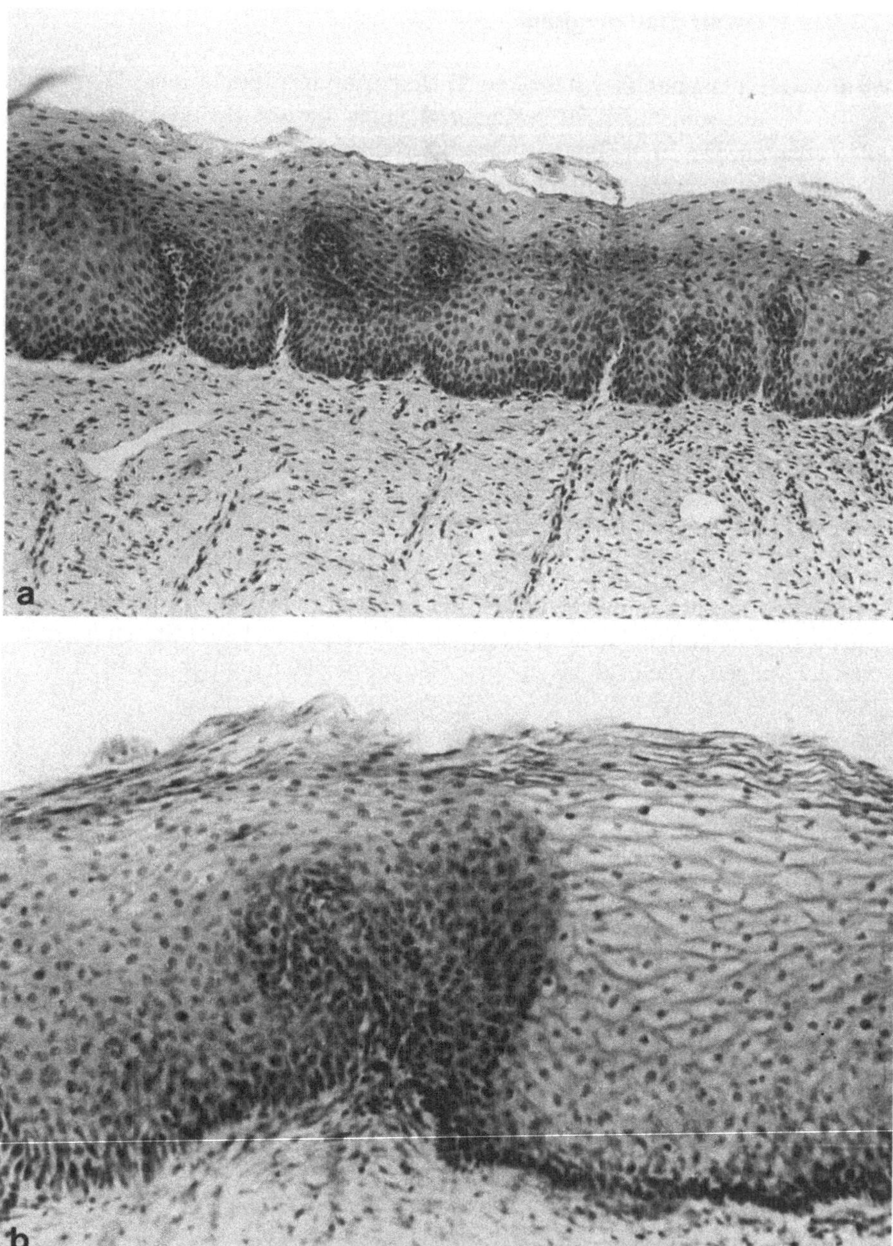

Abb. 6.8. **a** Abnormes Plattenepithel. **b** Originäres Plattenepithel (*rechts*) und abnormes Plattenepithel (*links*)

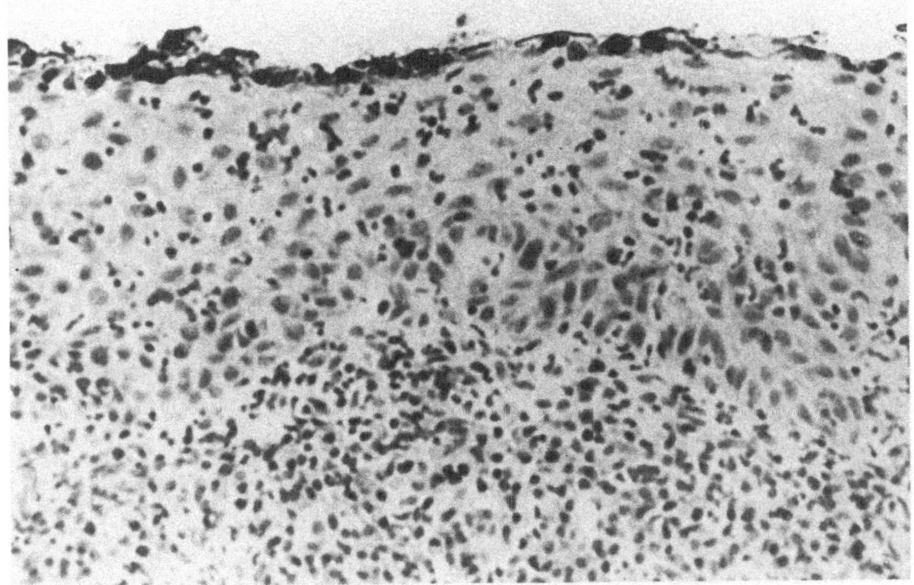

Abb. 6.9. Gering dysplastisches Plattenepithel (CIN Grad I) mit Entzündungszellen

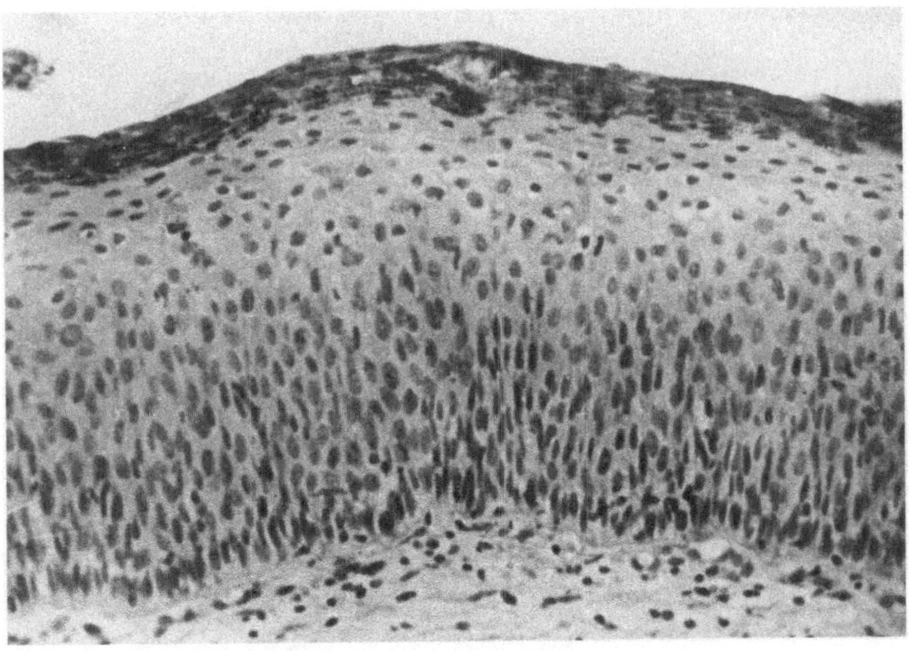

Abb. 6.10. Mäßig dysplastisches Plattenepithel (CIN Grad II)

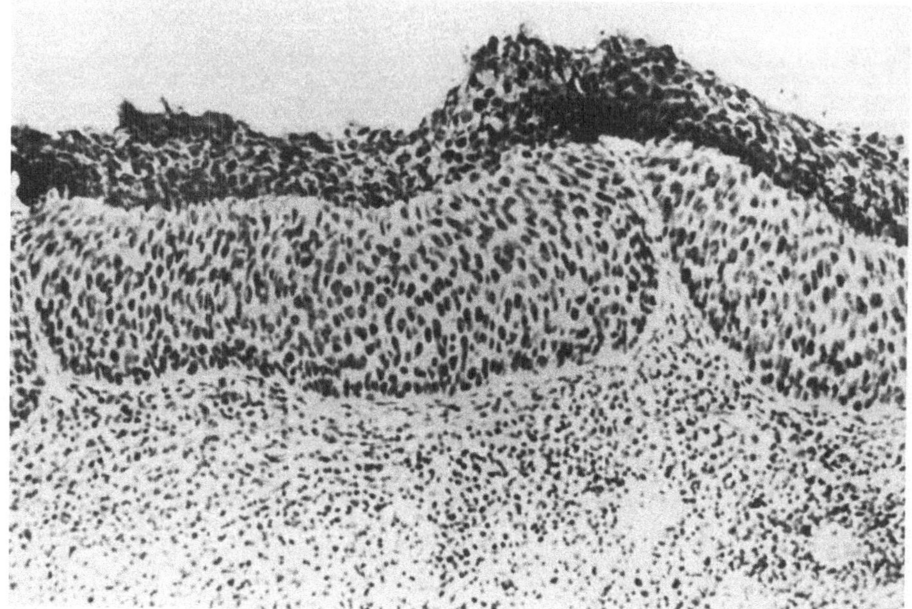

Abb. 6.11. Carcinoma in situ (CIN Grad III)

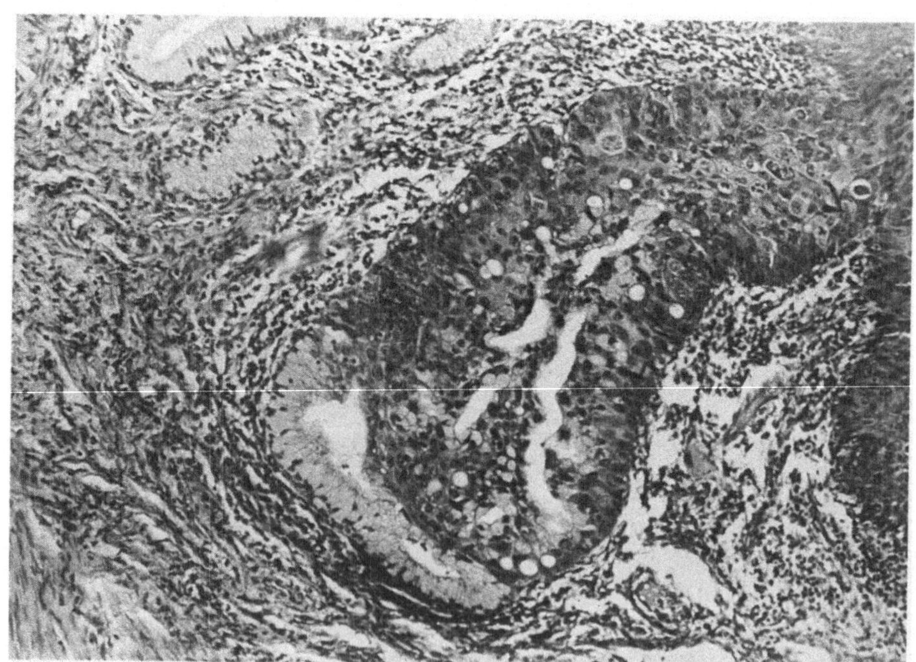

Abb. 6.12. Carcinoma in situ im Bereich von Zervixdrüsen

Beide Formen des Carcinoma in situ (Plattenepitheltyp und Reservezelltyp) unterscheiden sich, wie schon gesagt, in ihrem klinischen Verhalten. Auf die weitere Charakterisierung des atypischen Plattenepithels in "koilozytär oder nicht-koilozytär" wurde ebenfalls hingewiesen (s. 6.1.1).

6.2.3 Die histologische Aufarbeitung des Zervixkonus

Ziel der histologischen Aufarbeitung des Zervixkonus sind gesicherte Angaben

- über die Qualität der intraepithelialen Veränderungen,
- über die Ausdehnung der Veränderung,
- darüber, ob die Veränderung durch die Konisation im Gesunden entfernt wurde, d. h., ob die seitlichen Ränder und der zervikale Schnittrand frei von atypischem Epithel sind.

Die Genauigkeit der histologischen Aussage hängt ab

- von der Ausführung der Konisation (entscheidend ist hier die Schnittführung, die sowohl die zu erwartende Ausdehnung des veränderten Epithels als auch die altersbedingten Epithelverhältnisse an der Portio zu berücksichtigen hat; (Abb. 6.13),
- von der Genauigkeit der histologischen Aufarbeitung des Präparates.

Exzellent ist hier die Methode nach Burghardt (1984). Das fixierte Präparat wird mit einem Mediansagittalschnitt in 2 Hälften zerlegt, getrennt in Paraffin eingebettet und in Stufenserienschnitten mit Schnittzahlen zwischen 60 und 80 je nach der Größe des Konus aufgearbeitet.

Nach einer anderen Bearbeitungsmethode wird der fixierte Konus in mehrere Sagittalschnitte zerlegt, und die einzelnen Blöcke werden in Stufenserienschnitten aufgearbeitet.

Eine weitere Variante ist die Zerlegung des Konus durch radiäre Schnitte, z. T. mit Abtrennung der Konusspitze und Aufarbeitung derselben in Querschnitten (Abb. 6.14).

Die histologische Untersuchung und die endgültige Diagnose über die Qualität und über die Ausdehnung der Veränderung entscheiden, ob die Konisation im Einzelfall diagnostischer und therapeutischer Eingriff zugleich war.

6.2.4 Die frühe Stromainvasion

Für die beginnende frühe Stromainvasion gibt es eindeutige histologische Kriterien (Bahrmann 1966; Boronow et al. 1975; Büttner 1972; Kaufmann et al. 1965).

Sie kann gelegentlich an mehreren Stellen zugleich auftreten und umfaßt immer nur einen kleinen Zellverband. Das invasive Epithel gewinnt gegenüber dem Carcinoma in situ, von dem es in der Mehrzahl der Fälle ausgeht, an Differenzierung.

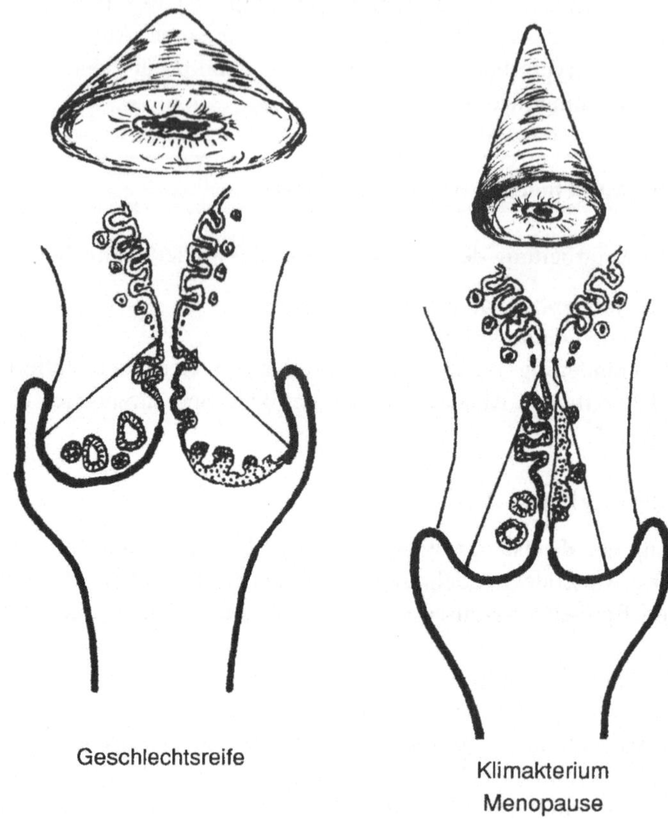

Abb. 6.13. Schnittführung bei der Entnahme des Portiokonus unter Berücksichtigung der zu erwartenden altersabhängigen Lokalisation der Veränderung. (Nach Pschyrembel 1966)

Das Protoplasma der Zellen wird eosinophil, die Zellgrenzen werden deutlicher, gelegentlich sind Schichtungskugeln angedeutet. Das Stroma um diese invasiven Zapfen ist deutlich lymphozytär infiltriert als Ausdruck einer immunologischen Abwehrreaktion (Abb. 6.15).

Es wurde bereits darauf hingewiesen, daß die beginnende Stromainvasion nicht nur von einem Carcinoma in situ, sondern auch von dysplastischem Plattenepithel ausgehen kann. Zur Stadieneinteilung des Zervixkarzinoms sind gegenwärtig sowohl die TNM-Klassifikation (1989) als auch die FIGO-Klassifikation gebräuchlich. Das Stadium T_{1a} – FIGO I a wird weiter unterteilt:

T_{1a1} – FIGO I_{a1}: frühe Stromainvasion
T_{1a2} – FIGO I_{a2}: Mikrokarzinom (Tiefe 5 mm, horizontale Ausbreitung 7 mm).

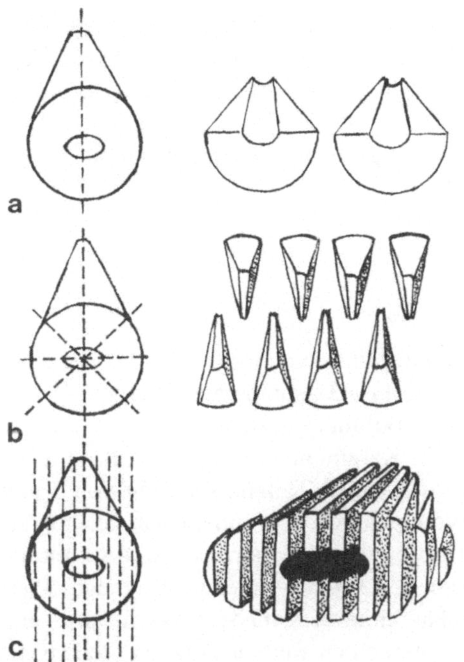

Abb. 6.14 a–c. Methoden der histologischen Aufarbeitung des Zervixkonus. **a** Zerlegung in 2 Hälften durch einen Mediansagittalschnitt, **b** Zerlegung durch radiäre Schnitte, **c** Zerlegung durch mehrere Sagittalschnitte

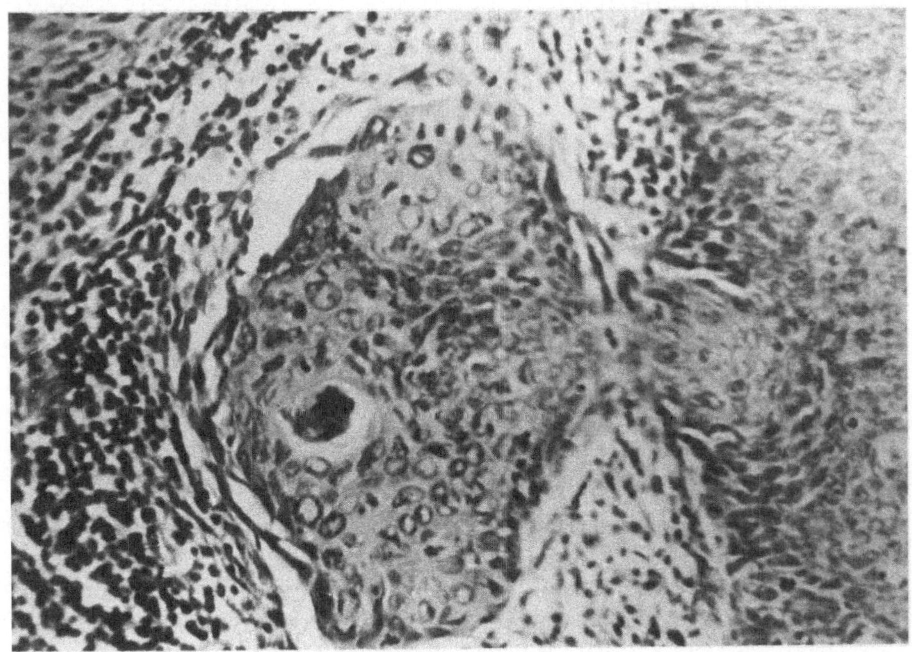

Abb. 6.15. Beginnende (frühe) Stromainvasion

Die frühe Stromainvasion wird aus klinisch-prognostischen Gesichtspunkten therapeutisch noch dem Carcinoma in situ zugerechnet, wenn die invasiven Zapfen eine eindeutige Beziehung zum Oberflächenepithel haben und kein diskontinuierliches Wachstum vorliegt (Almendral u. Käser 1981; Burghardt et al. 1978). Die Konisation ist als therapeutische Methode noch ausreichend, wenn die Veränderung sicher im Gesunden entfernt wurde.

6.2.5 Das Mikrokarzinom

Beide Diagnosen – frühe Stromainvasion und Mikrokarzinom – beruhen auf einer genauen histologischen Untersuchung des Konisationspräparates in Stufenserienschnitten, die eine metrische Deskription des Befundes gestattet.

Das Mikrokarzinom wurde bis 1989 als Karzinom mit einer oberflächlichen Ausdehnung von 10 x 10 mm und einer maximalen Tiefeninfiltration von 5 mm definiert, also einem maximalen Tumorvolumen von 500 mm^3. Nach der überarbeiteten, derzeit gültigen TNM-Klassifikation ist eine horizontale Ausbreitung von 7 mm bei maximaler Tiefeninfiltration von 5 mm festgelegt. Wie jedes Plattenepithelkarzinom zeigt auch das Mikrokarzinom verschiedene Wachstums- und Differenzierungsformen, denen einige Autoren einen weitaus höheren Stellenwert beimessen als allein den Abmessungen der Veränderung (Boronow et al. 1975; Dallenbach-Hellweg 1986; Schwarz 1987).

Das *Mikrokarzinom vom Plattenepitheltyp*, das vom Regenerationsepithel der Portiooberfläche ausgeht, splittert bei beginnender Invasion frühzeitig auf. Folge der netzigen Aufsplitterung ist ein frühzeitiger Anschluß an Gefäß- und Lymphspalten. Im Bereich des Mikrokarzinoms finden sich im Stroma starke entzündliche Reaktionen und ein erhöhter Gefäßreichtum.

Das *Mikrokarzinom vom Reservezelltyp*, das sich über die subzylindrischen Reservezellen der Zervixschleimhaut entwickelt, zeichnet sich durch eine vorwiegend plumpe Infiltration des Stromas aus. Die Prognose ist günstiger.

6.2.6 Das Makrokarzinom (Stadienklassifikation s. Kap. 7)

Nach der Wuchsform unterscheiden wir folgende Typen:

1. *Exophytischer Typ*: Die Hauptmasse des Tumors wächst blumenkohlartig gegen die Vagina vor. Die Konsistenz ist brüchig, die Tumoren neigen zur Blutung, Nekrose und Ulzeration (Abb. 6.16)
2. *Endophytischer Typ:* Der Tumor infiltriert die Zervixwand. Das Volumen der Zervix kann dabei über längere Zeit kaum verändert sein. Der Tumor kann, ohne bereits die Schleimhaut zu zerstören, die Vaginalwand infiltrieren und seitlich bis zur Beckenwand eindringen. Eine Ulzeration tritt in der Regel erst spät auf. Die Cervix ist bei der Palpation hart (Abb. 6.17).
3. *Teils exophytisch, teils endophytisch wachsender Typ.*

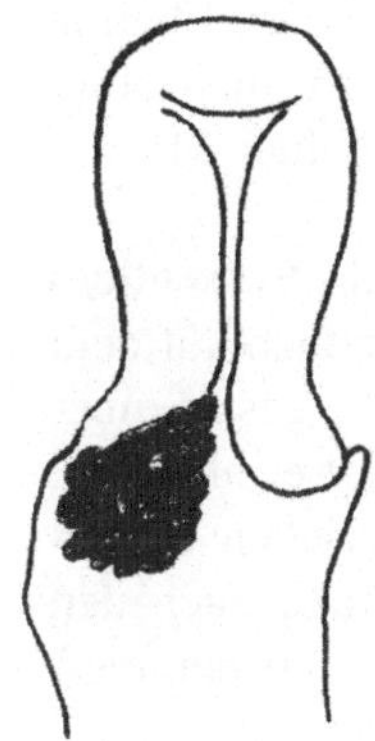

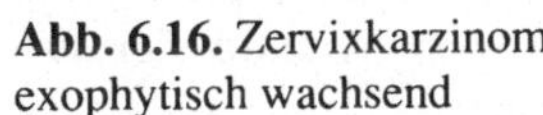

Abb. 6.16. Zervixkarzinom exophytisch wachsend

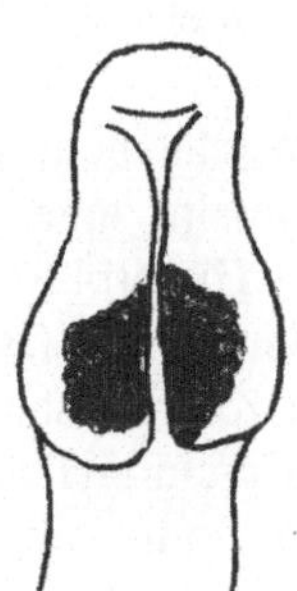

Abb. 6.17. Zervixkarzinom endophytisch wachsend

4. *Primär ulzerierter Typ*: Hier entwickelt sich im Portiobereich frühzeitig ein bis in die Tiefe des Zervixstromas hineinreichender Geschwulstkrater.

Nach dem *histologischen Aufbau* wird das Plattenepithelkarzinom (epidermoides Karzinom) in ein *verhornendes Karzinom* und in ein *groß- und kleinzellig nichtverhornendes Karzinom* unterteilt.

Je undifferenzierter die Karzinomzellstränge und -nester sind, desto häufiger finden sich Mitosen sowie Einbrüche in Gefäß- und Lymphspalten. Gelegentlich kann es zu Entdifferenzierung bis zu sarkomähnlichen Strukturen kommen.

Die entzündlichen Stromaveränderungen beim Plattenepithelkarzinom sind sehr unterschiedlich stark ausgeprägt. Dichte entzündliche Infiltrate werden als Zeichen einer Immunabwehr gedeutet. Sie sollen die Überlebenschancen günstig beeinflussen (Davidson et al. 1973). Das Zervixkarzinom breitet sich bevorzugt *per continuitatem* auf die Nachbarorgane aus (Parametrien, Harnblasen- und Rektumwand, Vagina, Corpus uteri). Schwerwiegende Folgen eines invasiven Karzinoms wie Hydronephrose und aszendierende, abszedierende Pyelonephritis infolge Verlegung der Ureteren oder Rektum-Blasen-Scheiden-Fisteln werden heute dank eines verbreiteten Screenings (s. Kap. 3) seltener gesehen.

Lymphknotenmetastasen entstehen frühzeitig. Sie finden sich in den Parametrien und in der Beckenwand, hier bevorzugt in den Lnn. iliaci communes und Lnn. iliaci externi.

Hämatogene Metastasen treten verhältnismäßig spät auf. Sie betreffen bevorzugt die Lungen und die Leber.

Die Prognose des Zervixkarzinoms wird neben dem histologischen Typ und dem Differenzierungsgrad entscheidend von dem Stadium beeinflußt, in dem die Behandlung einsetzt.

6.2.7 Das Adenokarzinom

Nachdem das Adenokarzinom jahrelang mit etwa 6% der Karzinome angegeben wurde, nimmt es heute zu und erreicht in einzelnen Statistiken mit 34% eine wesentlich höhere Inzidenz (Behrens u. Stegner 1987; Davis u. Moon 1975; Ebeling u. Nischan 1987). Parallel mit der Erhöhung der Inzidenzrate wird auch beim Adenokarzinom der Zervix uteri eine Abnahme des durchschnittlichen Erkrankungsalters registriert.

Das Adenokarzinom entsteht nicht als Drama in einem Akt. Als Vorstadium wird das Adenocarcinoma in situ angesehen, das sich wiederum vielfach auf dem Boden einer adenomatösen Hyperplasie bei langjähriger Einnahme gestagenbetonter Ovulationshemmer entwickelt (Bahrmann 1971; Czernobilsky et al. 1974; Dallenbach-Hellweg 1982; Krimmenau 1966). Die Übergänge zwischen adenomatöser Hyperplasie und Carcinoma in situ sind fließend. Die Frage nach den Realisationsfaktoren ist ungeklärt (chemische Struktur der Ovulationshemmer, Disposition, Dosis bzw. Dauer der Einnahme).

Histologisch scheint das atypische Zylinderepithel mehrreihig angeordnet. Die Kerne sind wechselnd groß und wechselnd chromatindicht mit gehäuft vorhandenen Mitosefiguren. Die Basalmembranen der Drüsen werden respektiert. Die Übergänge eines Adenocarcinoma in situ in ein frühes Karzinom mit beginnender Stromainvasion sind schwierig zu fassen, da bizarre Verzweigungen der Drüsenschläuche eine Infiltration vortäuschen können. Die feingewebliche Textur der Adenokarzinome der Cervix uteri reicht von hochdifferenzierten Adenokarzinomen vom Zervixtyp bis hin zu weitgehend undifferenzierten Adenokarzinomen. Die Unterscheidung des Adenokarzinoms der Zervixschleimhaut von einem primären Endometriumkarzinom ist allein mit morphologischen Methoden außerordentlich schwierig (Bahrmann u. Neuser 1970). Sie ist unter anderem immunzytochemisch mit dem Nachweis von CEA mit der Peroxydasereaktion möglich (Walström et al. 1979).

Als Sonderformen der Zervixschleimhautkarzinome werden weiterhin unterschieden

- endometrioide Adenokarzinome,
- klarzellige (mesonephrogene) Adenokarzinome,
- Adenoid-zystische Karzinome,
- adenosquamöses Karzinom,
- mukoepidermoide Karzinome.

Das *endometrioide Adenokarzinom* der Cervix uteri ist eine maligne Neubildung mit den histologischen Eigenschaften des Adenokarzinoms des Endometriums. Es gilt ein primäres, in die Cervix uteri eingewachsenes Endometriumkarzinom auszuschließen.

Die *klarzelligen (mesonephrogenen) Adenokarzinome* (Abb. 6.18 und 6.19) nehmen ihren Ausgangspunkt von den in der Wand des Zervikalkanals liegenden Müller-Epithelresten (Meyer 1903). Ihr typisches histologisches Muster sind Tubuli, feinpapillare stromaarme Wucherungen mit isoprismatischen Epithelien mit runden bis ovalen chromatindichten Kernen. Eingeschlossen sind Klarzellinseln und Psammomkörperchen (Dzikonski et al. 1979; Nordavist et al. 1976; Stafl u. Mattingly 1976).

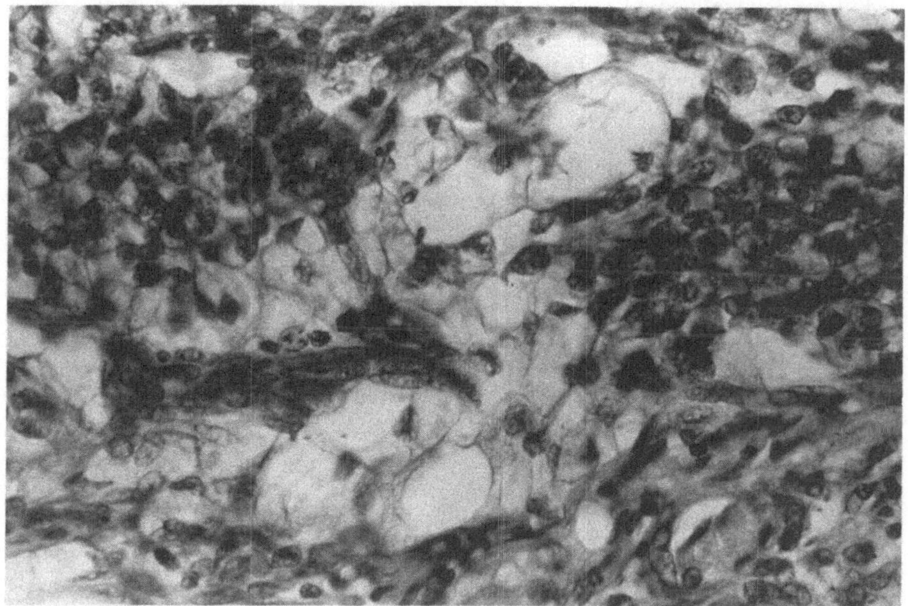

Abb. 6.18. Mesonephrogenes Adenokarzinom mit soliden klarzelligen Anteilen

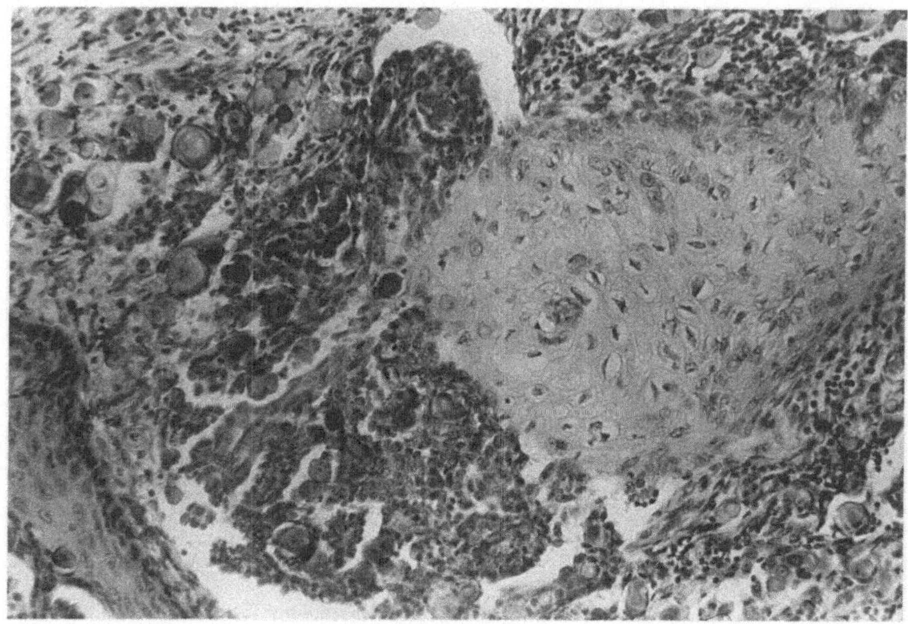

Abb. 6.19. Mesonephrogenes Adenokarzinom mit überwiegend papillaren Arealen mit Psammomkörperchen

Für die Klarzelladenokarzinome der Cervix uteri konnten Herbst et al. (1974) in einer Studie von 170 Fällen nachweisen, daß die Mehrzahl der Mütter der Betroffenen während der Gravidität mit synthetischen Östrogenen, insbesondere Diäthylstilböstrol, wegen eines drohenden Abortes behandelt worden waren.

Für die Klarzelladenokarzinome der Vagina und der Cervix uteri ist der Zusammenhang zwischen der Östrogentherapie während der Gravidität der Mutter der Betroffenen und der Karzinomentstehung signifikant nachgewiesen. Die Patientinnen erkranken zumeist im 2.–3. Lebensjahrzehnt.

Die Prognose ist abhängig vom Stadium des Tumors bei Therapiebeginn. Insgesamt ist sie als schlecht anzusehen, da frühzeitig Lymphknotenmetastasen auftreten.

Das *adenoid-zystische Karzinom* der Cervix uteri ist sehr selten. Es zeichnet sich feingeweblich durch kribriforme Strukturen aus.

Beim *adenosquamösen Karzinom* vereinen sich Elemente des Adenokarzinoms mit denen des Plattenepithelkarzinoms. Reife Plattenepithelmetaplasien innerhalb eines Adenokarzinoms rechtfertigen dagegen nicht den Begriff des adenosquamösen Karzinoms.

Bei den *mukoepidermoiden Karzinomen* kommt es sowohl zur Verschleimung als auch zur Verhornung, bedingt durch die Pluripotenz der Ausgangszelle des Karzinoms an der Grenze zweier Epithelarten. Die Prognose ist sehr schlecht.

6.2.8 Kondylomatöse Veränderungen der Cervix uteri

Es gilt heute als erwiesen, daß genitale Warzen (Kondylome) virusbedingt sind und daß einige Vertreter der humanen Papillomviren als Initiatoren oder Promotoren an der Entstehung des Zervixkarzinoms beteiligt sind (Syrjänen 1980, 1987; Zur Hausen 1982, 1984) (s. Kap. 5). Nach der histologischen Wuchsform werden folgende Veränderungen unterschieden:

1. Das papillare (exophytisches) Kondylom:
   Es ist charakterisiert durch Akanthose, Papillomatose, Parakeratose. Koilozyten kommen in den oberen Epithelschichten vor: Sie sind pathognomonisch für die virusassoziierten Epithelveränderungen (45, 46, 54, 65). Es sind reife Plattenepithelien mit einer perinukleären Aufhellung. Der Kern selbst ist oft degenerativ verändert. Doppel- und Mehrkernigkeit sind häufig (Abb. 6.20
2. Das spitze Kondylom:
   Es ist ähnlich dem papillären Kondylom aufgebaut. Dabei dringen Gefäße, die von spärlichem Stroma umgeben werden, bis dicht unter die parakeratotische Oberfläche. Innerhalb des Epithels finden sich Dyskeratosen sowie vermehrt Mitosen.
3. Das flache Kondylom:
   Es liegt fast im Niveau des Epithels. Auffällig ist der Kontrast zwischen den basalen, proliferierenden Zellschichten, die gelegentlich zahlreiche Mitosen aufweisen, und den oberflächlichen koilozytären Zellen.

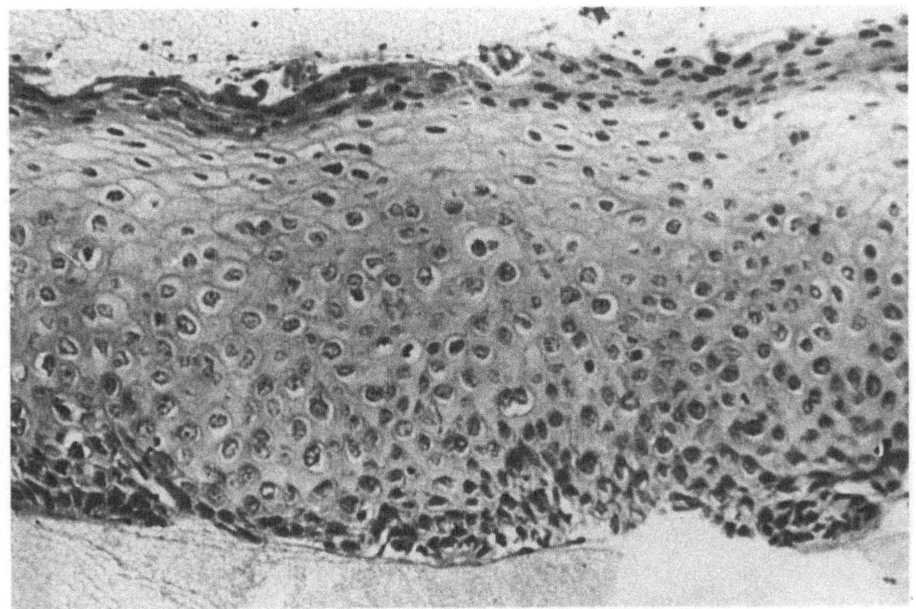

Abb. 6.20. Portioepithel mit Koilozyten ohne wesentliche Atypien

4. Das invertierte Kondylom:
   Dabei kommen reichlich koilozytäre Zellveränderungen in den Zervixdrüsen vor.
5. Das atypische Kondylom:
   Meisels et al. (1981) definierte es als ein mäßig bis stark dysplastisches Plattenepithel mit den Charakteristika der kondylomatösen Wucherungen (Koilozyten, Dyskeratose, Polymorphien) bei noch erkennbaren Zellgrenzen, angedeutet erhaltener Epithelschichtung mit erhöhter Mitoserate, besonders in basalen und mittleren Anteilen (Abb. 6.21).

Die Progressionsrate des atypischen Kondyloms ist mehr als doppelt so hoch wie die der übrigen Kondylome (Boon u. Fox 1981).

Zu den am häufigsten in Zervixkarzinomen nachgewiesenen Virussequenzen gehören HPV-Viren vom Typ 16 und 18, so daß beim Vorhandensein dieser Subtypen in einer zervicalen intraepithelialen Neoplasie mit einer Progression gerechnet werden muß, während Veränderungen, die mit den HPV-Viren 6 und 11 vergesellschaftet sind, eher zur Regression neigen (Gissmann et al. 1984).

Durch die gemeinsame zytologische, histologische und virologische Diagnostik virusassoziierter zervicaler intraepithelialer Neoplasien ergibt sich die Möglichkeit einer prognostischen Beurteilung und damit einer individualisierten Therapie. Der Nachweis von HPV-Typen 16 und 18 rechtfertigt auch in einer leichten Dysplasie eine Therapie durch Konisation, während bei gleichen epithelialen Ver-

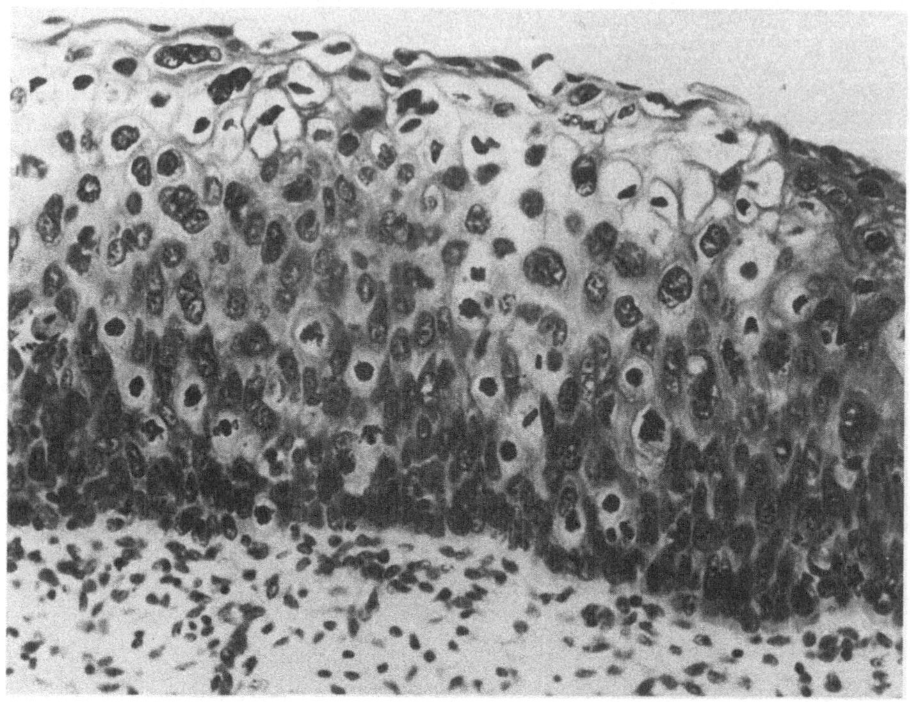

Abb. 6.21. Atypisches Kondylom

änderungen bei HPV-Typ 6 und 11 konservativ behandelt werden sollte, da mit hoher Wahrscheinlichkeit mit einer Regression gerechnet werden kann.

Das jüngst vorgeschlagene Bethesda-System (Solomon 1989) für die Erfassung der zytologischen Befunde der Cervix uteri und der Vagina trägt diesen Erkenntnissen Rechnung und schlägt eine weitgehend deskriptive Diagnostik vor.

Literatur

Almendral AC, Käser O (1981) Surgical procedures, Curr Top Pathol 70

Atkin NB (1971) Chromosomal change in cervical neoplasia. In: Jordan JA (ed) Saunders, London

Atkin NB (1976b) Prognostic significance of ploidy level in humantumors: I. Carcinoma of the uterus. 50:909–910

Bahrmann E (1966) Das sogenannte Carcinoma in situ des Collum uteri in pathologischer Sicht Dtsch. Gesundheitswesen 21:1357–1361

Bahrmann E (1971) Polypoide Zervixdrüsenhyperplasien am äußeren Muttermund mit Epithelunruhe nach hormonaler Kontrazeption. Zentralbl Gynäkol 93:1673–1682

Bahrmann E, Neuser D (1970) Zur Differentialdiagnose der Uteruskarzinome. Dtsch Gesundheitswesen 255:2136–2139

Behrens K, Stegner HE (1987) Klinische und histopathologische Untersuchungen an primären Drüsenkrebsen der Cervix uteri: Eine Analyse von 78 Fällen der Jahre 1972 bis 1984. Geburtshilfe Frauenheilkd 47:254–266

Boon ME, Fox CH (1981) Simultaneous condyloma acuminatum and dysplasia of the uterine cervix. Acta Cytol 25:393–399

Boronow RC, Averette HE, Nelson JH jr, Richart RM, Townsend DE (1975) Defining cervical microinvasive carcinoma. Contemp Obstet Gynec 15:121–160

Boyes DA, Fidler HK, Lock DR (1962) Significance of in situ Carcinoma of the uterine cervix. Br Med J 1, 203–205

Büttner HH (1972) Histologie des Vorstadien des Zervixkarzinoms. Ärztl Fortbild (Jena) 66:1244–1248

Büttner HH (1987) Formale Entwicklung des Zervixkarzinoms – morphologische und biologische Grundlagen für die Früherfassung. In Ebeling K (Hrsg) Zervixkarzinom Akademie, Berlin Fortschritte der Onkologie Bd 14 S 41–47

Büttner HH, Kyank H, Bader G (1974) Histolog Nomenklatur und Einteilung der gutartigen Epithelveränderungen an der Cervix uteri und der Vor- und Frühstadien des Cervixcarcinoms. Zentralbl Gynäkol 96:961–968

Burghardt E (1972) Histologische Frühdiagnose des Zervixkrebses. Thieme, Stuttgart

Burghardt E (1981) Zur Frage der sogenannten konservativen Behandlung des atypischen Zervixepithels. Geburtshilfe Frauenheilkd 41:330–334

Burghardt E (1984) Kolkoskopie. Spezielle Zervixpathologie. Thieme, Stuttgart

Burghardt E, Holzner E (1983) Das atypische Zervixepithel. Med Klin 78:452–455

Burghardt E, Holzner E, Jordan JA (1978) Cervical pathology and colposcopy. Thieme, Stuttgart

Czernobilsky B, Kessler J, Lancet H (1974) Cervical adenocarcinoma in a young woman on long-term-contraceptives. Obstet Gynecol 43:517–520

Dallenbach-Hellweg G (1981a) Strukturformen der Carcinogenese im Portio-Cervix-Bereich unter dem Einfluß exogener Hormone. Pathologe 3:13–21

Dallenbach-Hellweg G (1981b) Cervical cancer. Curr Top Pathol 70

Dallenbach-Hellweg G (1982) Vorkommen und histologische Struktur des Adeno-Carcinoms der Zervixschleimhaut nach langjähriger Einnahme von Ovulationshemmern. Geburtshilf Frauenheilkd 42:249–255

Dallenbach-Hellweg G (1984) Weibliches Genitale. In: Remmele W (Hrsg) Pathologie Bd 3, Springer, Berlin Heidelberg New York Tokyo, S. 203–304

Dallenbach-Hellweg G (1986) Ist die Bezeichnung "CIN" nosologisch richtig und für die gynäkologische Praxis geeignet. Zentralbl Gynäkol 108:1206–1214

Davidson I, Norris HJ, Stejskal R, Lill P (1973) Metastatic squamos cell carcinoma of the cervix. The role of immunology in its pathogenesis. Arch Pathol 95:132–134

Davis JR, Moon LR (1975) Increased incidence of adenocarcinoma of uterine cervix. Obstet Gynecol 45:79–83

Dzikonski M, Räber G, Kohly A (1979) Gartner-Gang-Karzinom der Scheide in der Schwangerschaft. Zentralbl Gynäkol 101:1595–1599

Ebeling K, Nischan P (1987) Zervixkarzinom, Akademie, Berlin (Fortschritte der Onkologie, Bd 14

Ebeling K, Sarembe B (1986) Grundsätze der Prophylaxe, Früherfassung, Behandlung und Nachsorge des Zervixkarzinoms. Zentralbl Gynäkol 108:1401–1411

Feyrter F (1955a) Über das Oberflächenkarzinom im Bereich des Collum uteri, Teil I. Dtsch Med Wochenschr 80:1628–1632

Feyrter F (1955b) Über das Oberflächenkarzinom im Bereich des Collum uteri, Teil III. Dtsch Med Wochenschr 80:1686–1691

Fox Ch (1967) Biologic behavior of dysplasia and carcinoma in situ. Am J Obstet Gynecol 99:960–974

Fu YS, Reagan JW, Richart RM, Stock RJ (1985) Cervical Cancer precursors. Cancer Campaign 8:67–74

Gedigk P, Müller R, Betelsheimer H (1972) Nomenklatur und Einteilung gutartiger, präkanzeröser und maligner Veränderungen an der Cervix uteri. Beitr Pathol 147:57–70

Gissmann L, Boshart M, Dürst M, Ikenberg H, Zur Hausen H, Wagner D (1984) Presence of human papillomavirus (HPV) DNA in genital tumors. J Invest Dermatol (Suppl):265–285

Glatthaar E (1950) Studien über die Morphogenese des Plattenepithelkarzinoms der Portio vaginalis uteri. Karger, Basel

Hamperl H (1965) Vor- und Frühstadien des Portio-Karzinoms. Geburtshilf Frauenheilkd 25:105–111

Hamperl H, Kaufmann C, Ober KG, Schneppenheim P (1958) Die "Erosion" der Portio (Die Entstehung der Pseudoerosion, das Ektropion und die Plattenepithelüberhäutung der Cervixdrüsen auf der Portiooberfläche). Virchows Arch Pathol Anat 331:51–71

Herbst AL, Robboy SJ, Scully RE, Postkanzer DC (1974) Clear-cell-adenocarcinoma of the vagina and cervix in girl: Analysis of 170 registry cases. Am J Obstet Gynecol 117:713–724

Hinselmann H (1933) Einführung in die Kolposkopie. Hartung, Hamburg

Holzner E, Burghardt E (1971) Die Lokalisation des pathologischen Cervixepithels. II. Aufsteigende Überhäutung, Plattenepithelmetaplasie und basale Hyperplasie. Arch Gynäkol 210:395–415

Holzner JH (1981) Histologic verification of cervical cancer, Pathol 70

Kaufmann C, Ober KG, Huhn FO (1965) Das beginnende Karzinom der Cervix uteri (sog. Mikrokarzinom). Geburtshilf Frauenheilkd 25:112–131

Krimmenau R (1966) Adenocarcinom in situ, beginnende adenocaecinomatöse Invasion und Mikrokarzinoma adenomatosum. Geburtshilf Frauenheilkd 26:1277–1305

Lohe KJ, Burghardt E, Hillemanns HG, Kaufmann C, Ober KG, Zander J (1978) Early squamous cell carcinoma of the uterine cervix. II. Clinical results of y cooperative study in the management of 419 patients with early stromal invasion and microcarcinoma. Gynecol Oncol 6:31–50

Meisels A, Morin C, Casas-Cordero M, Roy M, Fortier M (1981) Condylomatöse Veränderungen der Cervix, Vagina und Vulva. Gynäkologe 14:254–263

Meisels A, Roy M, Fortier M, Morin C, Casas-Cordero M, Shah KV, Turgeon H (1981) Human Papillomavirus Infection of the Cervix. The Atypical Condyloma. Acta Cytol 25:7–16

Meyer R (1903) Karzinombildung an der Ampulle des Gartnerschen Ganges. Virch Arch Pathol Anat Physiol Klin Med 174:270–194

Nasiell K, Auer G, Nasiell M, Zetterberg A (1979) Retrospective DNA analysis in cervical dysplasia ous related to neoplastic progression or regression. Anal Quant Cytol 1:103–106

Nordavist RB, Fidler WJ, Woodruff JM, Lewis JL (1976) Clear cell adenocarcinoma of the cervix and vagina. Cancer 37:858–871

Ober GK, Schneppenheim P, Hamperl H, Kaufmann C (1958) Die Epithelgrenzen im Bereich des Isthmus uteri. Arch Gynäkol 190:346–383

Ober KG, Kaufmann C, Hamperl H (1961) Carcinoma in situ, beginnendes Karzinom und klinischer Krebs der Cervix uteri. Geburtshilf Frauenheilkd 21:259–297

Pixley E (1976) Morphology of the fetal and prepubertal cervixvaginal epithelium. In: Jordan JA, Singer A (eds) The cervix. Saunders, London

Pschyrembel W (1966) Praktische Gynäkologie. de Gruyter, Berlin

Recher L, Srebnik E (1981) Histopathologic features of koilocytotic atypia detailed description. Acta Cytol 25:377–382

Richart RM (1967) Natural history of cervical intraepithelial neoplasia. Clin Obstet Gynecol 10:748–784

Sandritter W (1972) Die Bedeutung der Zytophotometrie für die Abgrenzung von Vorstadien des Portiokarzinoms. Beitr Pathol 147:80–81

Schwarz R (1987) Zur operativen Therapie des Zervixkarzinoms Stadium Ia. In: Ebeling K (Hrsg.) Zervixkarzinom. Akademie, Berlin, S 176–181

Solomon D (1989) The 1988 Bethesda System for reporting cervical/vaginal cytologic diagnosis: developed and approved at the national cancer Institute Workshop in Bethesda, December 12–13, 1988. Diagn Cytopathol 5:331–334

Stafl A, Mattingly RF (1976) Diethylstilboestrol and the cervico-vaginal epithelium. In: Jordan JA (ed) The cervix. Saunders, London

Stegner HE (1981) Zur Klassifikation virusbedingter Dysplasien der Cervix uteri in der Zyto-histologischen Routinediagnostik. Gynäkologe 14:252–253

Syrjänen KJ (1980) Condylomatous lesions of the uterine cervix with special reference to squamous cell carcinogenesis. Gynecol Obstet Invest 11:350–364

Syrjänen KJ (1987) Biology of human papillomavirus (HPV) infections and their role in squamous cell carcinogenesis. Med Biol 65:21–39

Terruhn V (1977) Polypen der Cervix uteri in der kindlichen hormonalen Ruheperiode. Geburtshilfe Frauenheilkd 37:35–38

TNM-Klassifikation maligner Tumoren (1989) 4. überarbeitetet Aufl. Akademie, Berlin

Wahlström T, Lindgren J, Korhonen M, Segala M (1979) Distinction between endocervical and endometrial adenocarcinoma with immuno peroxidase staiing of carcinoembryonic antigen in routine histological tissue specimes. Lancet 2:1158–1160

Wespi H (1946) Entstehung und Erfassung des Portiokarzionom. Schwabe, Basel

Westergaard L, Norgaad M (1981) Severe cervical dysplasia. Control by biopsies or primary conisation? A comparative study. Acta Obstet Gynecol Scand 60:549–554

WHO (1975) International histological classification of tumours. Nr. 13 WHO, Geneva

Zur Hausen H (1982) Papillamaviruses in human Cancer. Cancer 59:1692–1696

Zur Hausen H (1984) Viren in der Äthiologie des menschlichen Genitalkrebses. Med Welt 35:453–456

7 Stadienklassifikation

Maß der Vergleichbarkeit der Heilungsergebnisse und der einzuschlagenden Therapiestrategie sind nach wie vor metrische Parameter, die sich in der Stadienklassifikation ausdrücken. Das gilt für eine adäquate Primärtherapie sowie für eventuell notwendig werdende Zusatzmaßnahmen (Bestrahlung, Chemotherapie). Durch den immer stärker werdenden Trend zur individualisierten Tumortherapie ist dieses Verständigungsmittel von besonderer Bedeutung. Bei der regelrechten Einordnung der entsprechenden malignen Tumoren werden allerdings objektive Krankheitsprozesse durch subjektive Untersuchungsbefunde beschrieben, wodurch es nicht selten zu Fehlklassifizierungen kommen kann. Heute hat sich das TNM-System der International Union Against Cancer (UICC) als für Klassifikationen am günstigsten erwiesen. Seit 1987 gilt die 4. Auflage der TNM-Klassifikation. Sie kongruiert mit der Klassifikation der FIGO für gynäkologische Tumoren. Sie wurde mit allen Nationalen TNM-Komitees und dem American Joint Committee on Cancer (AJCC) beraten, so daß weltweit eine einheitliche Klassifikation zur Verfügung steht.

7.1 Historisches

P. Dendix (Frankreich) entwickelte in den Jahren 1943–1952 erste Gedanken, die zur Entstehung des TNM-Systems führten. Die UICC griff 1950 diese allgemeinen Definitionen zur klinischen Ausbreitung maligner Tumoren auf, wie sie von der WHO vorgeschlagen wurden. 8 Jahre später wurden vom Komitee für klinische Stadienklassifikation für ausgewählte Lokalisationen Klassifikationsrichtlinien veröffentlicht, die in mehreren Phasen anhand der Darstellung der Therapieergebnisse überprüft wurden. Diese Empfehlungen wurden im Laufe der Jahre mehrfach revidiert und erweitert. Es wurden immer mehr Organlokalisationen in die TNM-Nomenklatur einbezogen, so daß bis 1978 die 3. Auflage zur Klassifikation vorlag.

Durch die Einbeziehung bzw. Modifikation einzelner Parameter der Tumorbiologie und prognostischer Kriterien der Ausdehnung und der damit weit mehr gegebenen Vergleichbarkeit wurde es notwendig, einen neuen Konsens der TNM-Klassifikation zu finden, der in der 4. Auflage vorliegt. Diese gefundene Übereinkunft auch mit dem AJCC bietet die Möglichkeit, die Therapieresultate weltweit zu vergleichen und gleichsam durch dieses "Wörterbuch" der Klassifikation eine einheitliche Sprache zu finden. Mit der Möglichkeit neuer diagnostischer Methoden, die insbesondere durch immunologische Verfahren zu erwarten sind, sind Änderungen in der Zukunft möglich.

7.2 Das TNM-System

Das TNM-System gibt den momentanen Status der Entwicklung der Geschwulst zum Zeitpunkt der Diagnose an (Abb. 7.1). Es ist ein Hilfsmittel zur Behandlungsplanung und gestattet, den Patienten in sogenannte Risikogruppen einzuordnen und damit Prognosekriterien zu determinieren. Gleichzeitig ist ein Informationsaustausch zwischen den Behandlungszentren möglich (und damit die Qualitätskontrolle der eigenen Leistung), des weiteren ergeben sich Möglichkeiten der epidemiologischen Forschung. Besonders wichtig wird die exakte Tumorklassifikation für die Festlegung der wirkungsvollsten Behandlungsmethode. Nicht jede Gruppe darf die gleichen Therapien erfahren, alle Variablen des Tumors müssen Beachtung finden (Differenzierungsgrad, Alter, Randsaum, Histeozytose, Sitz der Geschwulst, Immunsystem etc.).

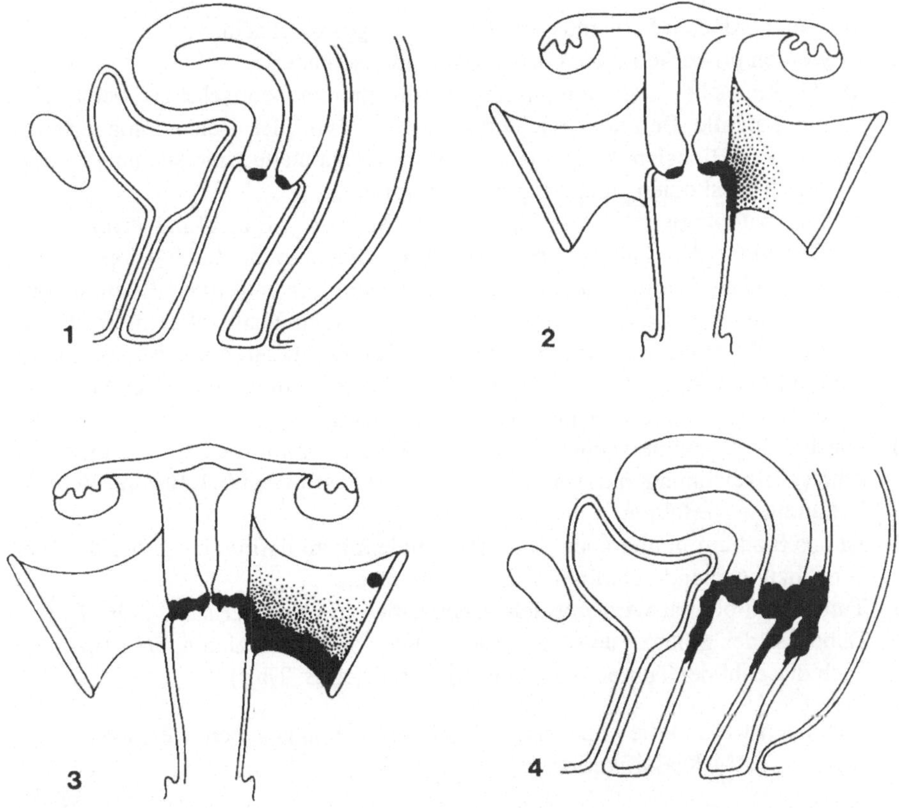

Abb. 7.1. Schematische Darstellung der lokalen Karzinomentstehung. *1* Karzinom ist auf die Portio uteri lokalisiert (T 1b, FIGO Ib); *2* das Karzinom befällt das Parametrium und/oder den oberen Teil der Vagina (T 2a und b, FIGO IIa und b); *3* das Karzinom erreicht die Beckenwand (T 3b, FIGO IIIB); *4* Tumorbefall von Rektum und Vagina (T 4, FIGO IVa)

Das TNM-System bietet einerseits eine prätherapeutische Beschreibung und gestattet andererseits, postoperativ durch die Einbeziehung zahlreicher Variabler die tatsächliche Situation festzuhalten.

7.2.1 Allgemeine Regeln der Zuordnung

Zur Einordnung einer Geschwulst dienen die Symbole der T N M, sie stehen für

T – Ausdehnung des Primärtumors,
N – Beschreibung der regionären Lymphknoten (Metastasen?),
M – Fehlen oder Vorhandensein von Fernmetastasen.

Durch Hinzufügen von Zahlen werden die Komponenten näher definiert.
Für die Einstufung sind einige Vorbedingungen zu erfüllen:

1. alle eingeordneten Fälle müssen histologisch gesichert sein.
2. Es werden prinzipiell 2 Klassifikationen unterschieden:
   a) die klinische Stadienklassifikation, die prätherapeutische er-hoben wird; sie hat alle Befunde zur Grundlage, die vor der Behandlung erhoben wurden (Biopsien, bildgebende Verfahren, manuelle Untersuchungsverfahren, Endoskopien, auch Staginglaparotomien).
   b) Die pathologische Klassifikation pTNM. Die p-Einstufung erfolgt nach Resektion des Tumors am Operationspräparat oder durch Biopsien, die eine Klassifikation garantieren. Die Anzahl der entfernten Lymphknoten muß für eine Klassifikation relevant sein (beim Mammakarzinom mindestens 12 entfernte Lymphknoten, für das Zervixkarzinom ist noch keine Zahl festgelegt). Wird M pathologisch definiert, muß von dieser Metastase eine mikroskopische Untersuchung vorliegen.
3. Die bei der Erstuntersuchung festgelegt Klassifikation muß in den medizinischen Aufzeichnungen unverändert bleiben; sie ist wesentlich für die Wahl der Behandlungsverfahren.
4. Ist das Stadium prätherapeutisch nicht eindeutig zu definieren, sollte das kleinere anzunehmende Stadium festgelegt werden.
5. Tumormultiplizität wird mit dem Buchstaben m charakterisiert, z. B. T_3 (m). Dabei ist der größte Tumor als Primärtumor zu klassifizieren, statt (m) kann auch die Zahl der Tumoren angegeben werden, z. B. T3(4).

Im folgenden werden die einzelnen Klassifikationen angegeben, sie folgen der 4. Auflage der TNM-Klassifikation

7.2.2 TNM: Klinische Klassifikation

T-Primärtumor

TX Primärtumor kann nicht beurteilt werden.
TO Kein Anhalt für Primärtumor.

Tis	Carcinoma in situ.
T1, T2, T3, T4	Zunehmende Größe und/oder lokale Ausdehnung des Primärtumors

N – Regionäre Lymphknoten

NX	Regionäre Lymphknoten können nicht beurteilt werden.
NO	Keine regionären Lymphknotenmetastasen.
N1, N2, N3	Zunehmender Befall regionärer Lymphknoten.

(Die direkte Ausbreitung des Primärtumors in Lymphknoten wird als Lymphknotenmetastase klassifiziert. Metastasen in anderen Lymphknoten als den regionären werden als Fernmetastasen klassifiziert.)

M – Fernmetastasen

MX Das Vorliegen von Fernmetastasen kann nicht beurteilt werden.
MO Keine Fernmetastasen.
M1 Fernmetastasen
Die Kategorie M1 kann wie folgt spezifiziert werden:

Lunge	PUL	Knochenmark	MAR
Knochen	OSS	Pleura	PLE
Leber	HEP	Peritoneum	PER
Hirn	BRA	Haut	SKI
Lymphknoten	LYM	Andere Organe	OTH

Manche TNM-Hauptkategorien sind unterteilt, wo größere Spezifität benötigt wird (z. B. T1a, T1b oder N2a, N2b).

7.2.3 pTNM: Pathologische Klassifikation

pT – Primärtumor

pTX	Primärtumor kann histologisch nicht beurteilt werden.
pTO	Kein histologischer Anhalt für Primärtumor.
pTis	Carcinoma in situ.
pT1, pT2, pT3, pT4	Zunehmende Ausdehnung des Primärtumors bei histologischer Untersuchung.

pN – Regionäre Lymphknoten

pNX	Regionäre Lymphknoten können histologisch nicht beurteilt werden.
pNO	Histologisch keine Lymphknotenmetastasen.
pN1, pN2, pN3	Zunehmender Befall regionärer Lymphknoten bei histologischer Untersuchung

(Die direkte Ausbreitung des Primärtumors in Lymphknoten wird als Lymphknotenmetastase klassifiziert. Wenn die Größe ein Kriterium für die pN-Klassifikation ist (z. B. beim Brustkrebs), werden die Metastasen, nicht die Lymphknoten gemessen.)

pM – Fernmetastasen

pMX	Das Vorliegen von Fernmetastasen kann mikroskopisch nicht beurteilt werden.
pMO	Mikroskopisch keine Fernmetastasen.
pM1	Mikroskopisch Fernmetastasen.

Die Kategorie pM1 kann in gleicher Weise wie M1 weiter spezifiziert werden (s. oben).

Manche pTNM-Hauptkategorien sind weiter unterteilt, wobei größere Spezifität benötigt wird (z. B. pT1am, pT1b oder pN2a, pN2b).

7.2.4 Histopathologisches Grading

Bei den meisten anatomische Bezirken kann eine weitere Information über den Primärtumor unter folgender Rubrik festgehalten werden:

G: Histopathologisches Grading

GX	Differenzierungsgrad kann nicht bestimmt werden.
G1	Gut differenziert.
G2	Mäßig differenziert.
G3	Schlecht differenziert.
G4	Undifferenziert.

An manchen Lokalisationen (z. B. Corpus uteri, Ovar, urologische Tumoren) ist eine Kategorie G3/4: schlecht differenziert/undifferenziert vorgesehen. Das DSK empfiehlt, diese Kategorie als G4 zu kodieren.

7.2.5. Zusätzliche Kennzeichen

Die nachfolgenden Kennzeichen könne fakultativ verwendet werden.

y-Symbol

Wenn die Klassifikation während oder nach initialer multimodaler Therapie erfolgt, werden die TNM- oder pTNM-Kategorien durch das Präfix "y" gekennzeichnet (z. B. yT2N1MO oder ypT2pN2pMO).

r-Symbol

Rezidivtumoren werden durch das Präfix "r" gekennzeichnet z. B. rT2NOMO oder rpT3pN1pMX).

7.2.6 Der C-Faktor

Der C-Faktor (*C*ertainty, "Diagnosesicherung") drückt die von den verwendeten diagnostischen Methoden abhängige Zuverlässigkeit der Klassifikation aus.
Die Definitionen des C-Faktors sind:

C1: Ergebnisse aufgrund von diagnostischen Standardmethoden, z. B. Inspektion, Palpation und Standardröntgenaufnahmen, intraluminale Endoskopie bei bestimmten Organen.

C2: Ergebnisse aufgrund spezieller diagnostischer Maßnahmen, z. B. bildgebende Verfahren: Röntgenaufnahmen in speziellen Projektionen, Schichtaufnahmen, Computertomographie (CT), Sonographie, Lymphographie, Angiographie; nuklearmedizinische Untersuchungen; Kernspintomographie (NMR); Endoskopie, Biopsie und Zytologie.

C3: Ergebnisse aufgrund chirurgischer Exploration einschließlich Biopsie und zytologischer Untersuchung.

C4: Ergebnisse über die Ausdehnung der Erkrankung nach definitiver Chirurgie und pathologischer Untersuchung des Tumorresektats.

C5: Ergebnisse aufgrund einer Autopsie.

Beispiel: Der C-Faktor wird hinter die Kategorien T, N und M gesetzt. Ein Fall kann z. B. beschrieben werden als T3C2, N2C1, MOC2.

Die klinische TNM-Klassifikation entspricht den verschiedenen Sicherheitsgraden C1, C2 und C3, die pathologische pTNM-Klassifikation dem Sicherheitsgrad C4.

7.2.7 Residualtumor (R-)Klassifikation

Das Fehlen oder Vorhandensein von Residualtumor (Resttumor) nach Behandlung wird durch das Symbol "R" beschrieben. Seine Verwendung ist fakultativ.

RX Vorhandensein von Residualtumor kann nicht beurteilt werden.
RO Kein Residualtumor.
R1 Mikroskopischer Residualtumor.
R2 Makroskopischer Residualtumor.

7.3 Stadiengruppierung der Cervix uteri (ICD-O 180)

Die Definitionen der T-Kategorien entsprechen den verschiedenen von der FIGO akzeptierten Stadien. Beide Klassifikationen sind hier zum Vergleich aufgeführt (Tabelle 7.1).

Tabelle 7.1. Klassifikationsvergleiche TNM – F160

TNM-Kategorien	FIGO Stadien		
TX			Primärtumor kann nicht beurteilt werden.
TO			Kein Anhalt für Primärtumor
Tis	O		Carcinoma in situ
T1	I		Zervixkarzinom begrenzt auf den Uterus (die Ausdehnung zum Corpus uteri sollte dabei unbeachtet bleiben)
T1a	I	a	Präklinisches invasives Karmin, ausschließlich durch Mikroskopie diagnostiziert
T1a1	Ia	1	Minimale mikroskopische Stromainvasion
T1a2	Ia	2	Tumor mit einer invasiven Komponente von 5 mm oder weniger Tiefe, gemessen von der Basis des Epithels, und 7 mm oder weniger horizontaler Ausbreitung
T1b	I	b	Tumor größer als in T1a2
T2	II		Zervixkarzinom infiltriert jenseits des Uterus, aber nicht bis zur Beckenwand und nicht bis zum unteren Drittel der Vagina
T2a	II	a	Ohne Infiltration des Parametriums
T2b	II	b	Mit Infiltration des Parametriums
T3	III		Zervixkarzinom breitet sich bis zur Beckenwand aus und/oder verursacht Hydronephrose oder stumme Niere
T3a	III	a	Tumor befällt unteres Drittel der Vagina, keine Ausbreitung zur Beckenwand
T3b	III	B	Tumor breitet sich bis zur Beckenwand aus und/oder verursacht Hydronephrose oder stumme Niere
T4	IV	a	Tumor infiltriert Schleimhaut von Blase oder Rektum und/oder überschreitet die Grenzen des kleinen Beckens (Das Vorhandensein eines bullösen Ödems genügt nicht, um einen Tumor als T4 zu klassifizieren)
M1	IV	b	Fernmetastasen

7.3.1 Regeln zur Klassifikation

Die Klassifikation gilt nur für Karzinome. Histologische Diagnosesicherung ist erforderlich.
Verfahren zu Bestimmung der T-, N- und M-Kategorien sind:

T-Kategorien:	klinische Untersuchung, Zystoskopie (nicht erforderlich bei Tis) und bildgebende Verfahren einschließlich Urographie,
N-Kategorien:	klinische Untersuchung und bildgebende Verfahren einschließlich Urographie und Lymphographie,
M-Kategorien:	klinische Untersuchung und bildgebende Verfahren.

Anatomische Unterbezirke

Endozervix (180.0)
Ektozervix (180.1)

Regionäre Lymphknoten

Die regionären Lymphknoten sind die parazervikalen, parametranen, hypogastrischen (Obturator-)Lymphknoten, ferner die Lymphknoten in den Aa. iliacae communes, internae und externae sowie die präsakralen und sakralen Lymphknoten.

N – Regionäre Lymphknoten

NX	Regionäre Lymphknoten können nicht beurteilt werden.
NO	Keine regionäre Lymphknotenmetastasen.
N1	Regionäre Lymphknotenmetastasen.

M-Fernmetastasen

pTNM: Pathologische Klassifikation

Die pT, pN- und pM-Kategorien entsprechen den T-, N- und M-Kategorien.

G: Histopathologisches Grading

siehe Definition S. 84

Stadiengruppierung

Stadium	O	Tis	NO	MO
Stadium	IA	T1a	NO	MO
Stadium	IB	T1b	NO	MO
Stadium	IIA	T2a	NO	MO
Stadium	IIB	T2b	NO	MO
Stadium	IIIA	T3a	NO	MO
Stadium	IIIB	T1	N1	M

Stadium	IIIB		T2		N1	MO
			T3a		N1	MO
			T3b	jedes	N	MO
Stadium	IVA		T4	jedes	N	MO
Stadium	IVB	jedes	T	jedes	N	M1

7.4 Zusammenfassung

- Die TNM-Klassifikation ist die derzeit beste Möglichkeit, bösartige Tumoren der Cervix uteri zu definieren.
- Die TNM-Klassifikation ist Grundlage für die Festlegung von Therapiestrategien.
- Die TNM-Klassifikation gewährleistet die Vergleichbarkeit der Heilungsergebnisse.
- Sie bietet die Möglichkeit zur Beschreibung der gegenwärtigen regionalen Verheilung einzelner Tumoren und kann auch ein Maß der Effektivität von Screeninguntersuchungen sein.
- Die TNM-Nomenklatur ist in allen ihren Komponenten durchzuführen.

8 Symptomatik präinvasiver und invasiver Veränderungen

Spezifische Symptome, die eine Krebskrankheit in ihrer Lokalisation definieren gibt es nicht. (Gleichfalls gilt diese Aussage für den Grad der Ausbreitung). Es ist davon auszugehen, daß präinvasive Formen keine und Frühformen (Mikrokarzinom) selten Symptome aufweisen. Später treten dann entsprechend dem Tumorvolumen bzw. der allgemeinen Beeinflussung des Gesamtorganismus verstärkt Symptome auf; sie machen sich beim fortgeschrittenen Zervixkarzinom in etwa 90% der Fälle bemerkbar. Dabei sollen sich die verschiedenen histologischen Typen nicht voneinander unterscheiden (Hochuli et al. 1986; Tasker und Collins 1974).

Präinvasive Veränderungen

Präinvasive Veränderungen (Dysplasien, CIN I–III, Carcinoma in situ) werden bei der gynäkologischen Routineuntersuchung zumeist diagnostiziert (Rolle der Zytologie und Kolposkopie), ohne daß daraus für die Patientin hinweisende Krankheitssymptome abzuleiten wären. Gelegentlich tritt gehäuft Fluor als uncharakteristisches Symptom auf (Ebeling und Nischan 1986; Fu et al. 1981; Masubichi 1978).

Mikroinvasive Veränderungen

Bei diesem Ausbreitungsgrad (diagnostizierbar nur durch histologische Verfahren) treten nach Angaben von Lohe in 40–45% der betroffenen Frauen bereits azyklisch Blutstörungen auf (Lohe et al. 1969). Bei jungen Frauen sind zumeist Kontaktblutungen, aber auch Schmier- und Zwischenblutungen festzustellen. Bei älteren Frauen imponieren sie als klimakterische oder postmenopausale Blutungen (Averette et al. 1978).

Fluor tritt in dieser Phase häufiger auf. Leider führen Blutungsanomalien die Frauen oft nicht zum Gynäkologen, der hier aufklären könnte, und so entstehen Verschleppungszeiten von bis zu mehreren Jahren (Kubista 1977; Lohe 1974).

Makroinvasive Karzinome

Patientinnen mit ausgedehnteren Karzinomformen weisen anamnestisch in 2 Dritteln aller Fälle Blutungsanomalien auf. So nimmt das Symptom der Kontaktblutung durch Irritation der Tumoroberfläche an Bedeutung zu (Bajardi und Burkhardt 1957; Ashby und Smales 1987).

Nach unseren Erfahrungen an über 2000 invasiven Zervixkarzinomen treten diese um 40% häufiger bei einem Sitz an der Portiooberfläche (Exophyt, Krater) auf als bei endozervikalem Sitz. Adenokarzinome der Zervix zeigen seltener Kontaktblutungen. In etwa 80% aller Fälle tritt blutig tingierter, übelriechender

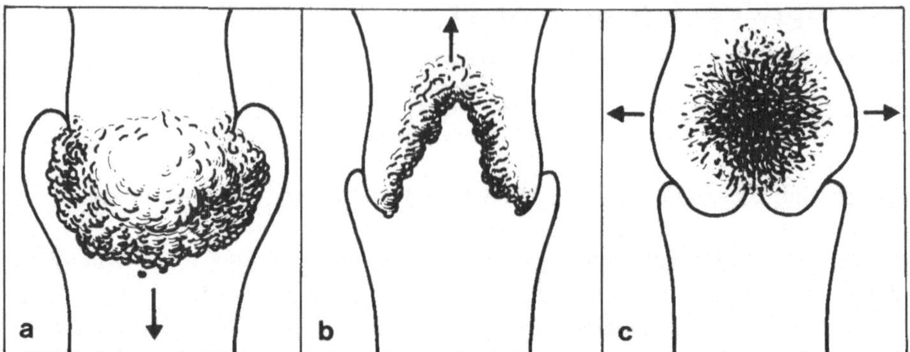

Abb. 8.1 a–c. Unterschiedliche Wachstumsformen des lokal begrenzten Zervixkarzinoms. **a** Exophyt, **b** Endophyt mit Kraterbildung, **c** Zervixhöhlenkarzinom. (Nach Stöckel 1937)

Fluor hinzu. Gelegentlich wird ein Abgang von Gewebsfetzen beobachtet. Unspezifische pelvine Schmerzzustände sind nicht selten.

In späteren Entwicklungsstadien dominieren Schmerzzustände, massive Blutungen als Ausdruck der Tumorarrosion, blutiger Urin als Ausdruck der Invasion des Tumors in die Harnblase, Fistelbildung und Tumorkachexie (Abb. 8.1).

Trotz intensiver Aufklärung in den Medien, in der Schule und anderswo werden in vielen Industriestaaten etwa 20% aller Primärdiagnosen an Zervixkrebs erst in den klinischen Stadien III und IV diagnostiziert, also zu einem Zeitpunkt, an dem die Symptomatik zumindest mehrere Monate, wenn nicht Jahre besteht. Falsche Scham, Gleichgültigkeit und Verdrängung führen zu solchen Fehlentwicklungen. Auch wenn dieser Anteil nicht in allem Komponenten zu beeinflussen ist, bleibt er eine Herausforderung für die präventive Medizin (Schrag 1987; Caramichael et al. 1986).

Zusammenfassung

- Klinische Symptome präinvasiver Zervixveränderungen gibt es nicht.
- Die irreguläre Blutung stellt kein Frühsymptom dar.
- Je fortgeschrittener die Karzinomkrankheit ist, um so zahlreicher und häufiger sind die spezifischen und unspezifischen Symptome.

Literatur

Anderson MC (1985) The pathology of cervical cancer. Clin Obstet Gynecol 12:87–92

Ashby MA, Smales E (1987) Invasive carcinoma of the cervix in young women: clinical data and prognostic factures. Radiother Oncol 10:167–174

Averette HE, Nelson JH, Ng ABP, Hoskins JG, Boyce WJ, Ford JH (1978) Diagnosis and management of microinvasive carcinoma of the uterine cervic. Cancer 38:414–419

Bajardi F, Burkhardt E (1957) Ergebnisse von histologischen Serienschnittuntersuchungen beim Carcinoma colli. Arch Gynäkol 189:392–400

Balzer J, Lohe DH, Köpcke W, Zander J (1982) Histological creteria for the prognosis in patients with operated squamous all carcinoma of the cervix. Gynecol Oncol 13:184–194

Caramichael JA, Clarke DH, Moher D (1986) Cervical carcinoma in women aged 34 and younger. Am J Obstet Gynecol 154:264–269

Ebeling K, Nischan P 81986) Screening auf Zervixkarzinom in der DDR. Z Ärztl Fortbild (Jena) 80:278–305

Fu YS, Reagan JW, Richart RM Definition of precursors. Gynecol Oncol 12:222–225

Good RA (1972) Relations between immunity and malignancy. Proc Natl Acad Sci USA 69:1020–1032

Hebermann RB (ed) Natural cell-meditated immunity against tumors. Academic Press, New York

Hochuli E, Benz J, Litschgi M, Mart WK (1986) Die gynäkologischen Karzinome. Die Vorsorgeuntersuchungen und ihrer Grenzen. Geburtshilfe Frauenheilkd 46:278

Kubista E, Kucera H, Kupka S (1977) Das intraepitheliale Karzinom der Cervix uteri bei jungen Frauen. Geburtshilfe Frauenheilkd 37:47–51

Lohe KJ (1974) Das beginnende Plattenepithelkarzinom der cervix uteri Klinische, histologische und tumormetrische Untersuchungen bei 419 Patientinnen mit früher Stromainvasion und Mikrokarzinom der Cervix aus 6 Universitäts-Frauenkliniken. Habilitationsschrift, München

Lohe KJ (1978) Early squamous cell carcinoma of the uterine cervix. Definition and histology. Gynecol Oncol 6:10

Lohe KJ, Bräuning G, Zander J (1969) Klinisch vermutete und histologisch erwiesenen Ausbreitung bei 150 Zervixkarzinomen. Geburtshilfe Frauenheilkd 29:1061

Masubuchi K (1978) Diagnostik und Therapie des Uteruskarzinoms am Cancer Institute Hospital Tokyo. Fortsch Med 96:341–345

Reid R, Stanhope R, Herschman BR, Booth E, Phibbs GD, Smith JP (1982) Genital warts and cervical cancer. Cancer 50:377–383

Schmitt K, Schäfer H (1977) Intraepitheliale Ausbreitung des Plattenepithelkarzinoms der Zervix uteri auf das Corpusendometrium. Z Krebsforsch 89:45–52

Schrage R (1987) Anteil der Krebsfrüherkennung an der Diagnose der Krebserkrankung. Frauenarzt 28:29–33

Silverbery SH, Kurt WH (1975) Minimal deviation adenocarcinoma. J Obstet Gynecol 121:971

Stöckel W (1937) Lehrbuch der Gynäkologie. Hirzel, Leipzig

Tasker JT, Collins JA (1974) Adenocarcinoma of the uterine cervix. Am J Obstet Gynecol 118:344

9 Prätherapeutische Diagnostik

Diagnostische Prozeduren dienen bei *bekannter* Karzinomkrankheit zum einen einem exakten Staging, zum anderen resultieren daraus therapeutische Konsequenzen. In diesem Kapitel werden dazu vor allem die klinischen Verfahren diskutiert; auf Screeninguntersuchungen zur *Auffindung* eines Zervixkarzinoms wurde bereits an anderer Stelle eingegangen (s. Kap. 3)

9.1 Histologische Sicherung

In der DDR wurden im Jahre 1985 98,9% aller Zervixkarzinome histologisch gesichert. Dabei erfolgte die Sicherung der Frühformen des Zervixkarzinoms ausschließlich durch die Konisation: Nur die Konisation bietet die Möglichkeit einer exakten Beurteilung der metrischen Ausbreitung dieses Karzinoms (s. Kap. 7). Gleiches gilt für die histologische Abklärung präinvasiver Veränderungen. Dabei sind vom Pathologen folgende Fragen zu beantworten:

- Welche histopathologischen Veränderungen liegen vor?
- Wie lassen sie sich metrisch beschreiben (unilokulär, multilokulär)?
- Wo befindet sich der Sitz der Veränderungen (intrazervikal, oberflächlich)?
- Sind die Veränderungen im Gesunden entfernt (Schnittränder)? Ferner sollten die Invasionstiefe, die Form der Invasion, die Beteiligung von Venen, Aterien und Lymphgefäßen, evtl. auch der Differenzierungsgrad des Tumors untersucht werden.

Bei der Konisation ist das Lebensalter und damit der Involutionsgrad und damit die Retraktion der Transformationszone zu berücksichtigen (Webb und Symmonds 1980; Wunderlich u. Holzner 1971; Ledermeir und Regele 1976).

Gelegentlich wird die Portioabschabung insbesondere bei Patientinnen, die eine Konisation ablehnen, angewandt. Man sollte sich allerdings über die Einschränkungen in der Aussagefähigkeit dieser Methode im klaren sein. Gleiches gilt für die Biopsie an der Portiooberfläche (auch Mikrobiopsie) bei kolposkopisch suspekten Befunden. Die Einschränkungen in der diagnostischen Aussage sind zu groß, als daß sie routinemäßig und in großem Stil angewandt werden sollten. Häufig wird von Vertretern dieser Methoden eine mögliche Zervixinsuffizienz bei nachfolgender Schwangerschaft angeführt. Allerdings ist diese Gefahr auch nach unseren Erfahrungen bei sachgerecht durchgeführt Messerkonisation (evtl. auch Laserkonisation) äußerst gering (flache Konisation bei jungen Patientinnen unter Beachtung des Problems der "letzten Drüse" an der Portio).

Jeder Konisation schließt sich selbstverständlich eine fraktionierte Kürettage an, um eine entsprechende kraniale Ausbreitung beschreiben zu können.

Zur histologischen Sicherung des makroskopisch imponierenden Karzinoms ist die Biopsie die Methode der Wahl. Bei Kraterbildung sollte sie möglichst aus dem Randgebiet entnommen werden, nicht aus dem nekrotisch zerfallenden Krater (Lohe et al. 1976; Mühlberger 1975). Bei Makrokarzinomen scheidet die Konisation zur histologischen Sicherung aus.

9.2 Klinische Untersuchung

Sie umfaßt die Inspektion, die vaginale und rektale Untersuchung. Durch die Spiegeleinstellung ist bei Makrokarzinomen bereits klinisch die Diagnose zu stellen. Man hüte sich allerdings davor, dies auch auf das Mikrokarzinom zu übertragen, obwohl dem Erfahrenen gewisse Hinweiszeichen zur Verfügung stehen. Dabei sind Jodprobe und Sondenversuch Hilfsmittel. Es scheint im gewissen Sinne auch möglich, einen Übergriff des Karzinoms auf das obere Scheidendrittel zu beurteilen. Allerdings zeigt sich immer wieder, daß die makroskopische Beurteilung dieser Veränderungen trügerisch ist und sich beschriebene Veränderungen häufig als entzündliche Begleitreaktionen in der histologischen Aufarbeitung erweisen. Die diagnostische Relevanz liegt dafür bei nicht einmal 25%.

Sowohl die vaginale als auch die rektale bzw. vaginorektale Palpation sind Methoden zur Festlegung des Lokalbefundes, um das Stadium zu bestimmen. Dabei werden nicht nur das Parakolpium, sondern auch die Parametrien, soweit sie erreichbar sind, bis zur Beckenwand hin beurteilt (hinsichtlich der Konsistenz des parametranen Gewebes und der vermuteten Ausbreitung karzinomatösen Wachstums in das seitliche Bindegewebe).

Die Palpation ist die derzeit einzige Methode zur klinischen Festlegung der Ausbreitung des Karzinoms, jedoch hängt ihre diagnostische Zuverlässigkeit sehr von der Erfahrung des Untersuchenden ab. Häufig wird nur in 2 Dritteln der Fälle eine exakte Übereinstimmung von klinischem und histopathologischem Stadium festgestellt. Diese Zahlenangaben verhalten sich reziprok zum Stadium. Hinsichtlich der Stadienklassifikation sind die Hinweise der TNM-Einteilung zu beachten (C-Schlüssel s. Kap. 7).

Zystoskopie

Die Zystoskopie gehört zu den einfachen endoskopischen diagnostischen Eingriffen zur Beurteilung der Ausbreitung des Zervixkarzinoms. Dabei erlaubt sie in Kombination mit einer evtl. notwendigen Biopsie aus der Blasenwand die Beurteilung einer kontinuierlichen Ausbreitung des Karzinoms in die Blase. Neben der Beurteilung des typischen karzinomatösen Einbruchs in die Blasenwand kommt dem sog. bullösen Ödem eine besondere diagnostische Bedeutung zu. Inwieweit diese Veränderungen durch echtes invasives Wachstum bedingt sind oder ob es sich um eine entzündliche Begleitreaktion handelt, ist unklar und bedarf bei operablem Lokalbefund der näheren bioptischen Abklärung.

Rektoskopie

Sie sollte besonders bei fortgeschrittenen lokalen Befunden angewandt werden, um ein kontinuierliches Krebswachstum in das Rektum auszuschließen. Verdächtige Befunde müssen bioptisch abgeklärt werden. Bei positiven Befunden sollten die höheren Regionen des Dickdarmes durch die Kolonskopie beurteilt werden.

i.v.-Urographie

Sie dient der Abklärung pathologischer Veränderungen der Nieren und des harnableitenden Systems. Dabei sollen Entzündungszeichen der Niere, Stauungen im Ureterverlauf, Mißbildungen der Nieren sowie Doppelmißbildungen der Harnleiter prätherapeutisch diagnostiziert werden. Tumorbedingte Harnabflußstörungen (evtl. hochsitzend) bei operablem Lokalbefund lassen letztere als zweifelhaft erscheinen. In etwa 2–3% der Fälle lassen sich Doppelmißbildungen der Harnleiter diagnostizieren.

Die urologische Diagnostik wird durch das Harnsediment sowie eine Erregertestung im Urin komplettiert.

Lymphographie

Die Lymphographie bietet die Möglichkeit, bei entsprechender Erfahrung des Untersuchers eine Metastasierung in die Lymphknoten zu beschreiben. Allerdings sind Mikrometastasen nur sehr selten festzustellen. Eine sichere Metastasierung soll erst bei einer Metastasengröße von 6–8 mm möglich sein. (Tulzer u. Kupka 1979; Trekon et al. 1975; Piver et al. 1974). Das deckt sich nicht mit unseren Erfahrungen, so daß wir mit relativer Sicherheit schon Metastasen von 3–5 mm erfassen können. Allerdings ist zu unterstreichen, daß auch eine negative Lymphographie keine Garantie für die Abwesenheit einer Metastasierung bildet (Börner et al. 1976; Jazy et al. 1978; Vona et al. 1978). Eine Übereinstimmung von Lymphographie und postoperativ festgestelltem Lymphknotenbefund wird in Abhängigkeit zur Erfahrung des Untersuchers mit 75–88% angegeben (Abb. 9.1 und 9.2).

Diese Untersuchungen haben die Wertigkeit der Lymphographie einigerorts schwinden lassen.

Wir wenden die Lymphographie aus folgenden Gründen an:

- Beurteilung der kompletten Ausräumung der lymphographisch dargestellten Lymphknoten durch intraoperative Röntgenkontrolle,
- Beurteilung paraaortaler Lymphknoten zur Therapie- und Diagnostikplanung,
- Beurteilung im Follow-up.

Als positiv deklarierte paraaortale Lymphknoten sollten prätherapeutisch durch Punktion histologisch näher abgeklärt werden (unter Bildwandler oder CT-Kontrolle).

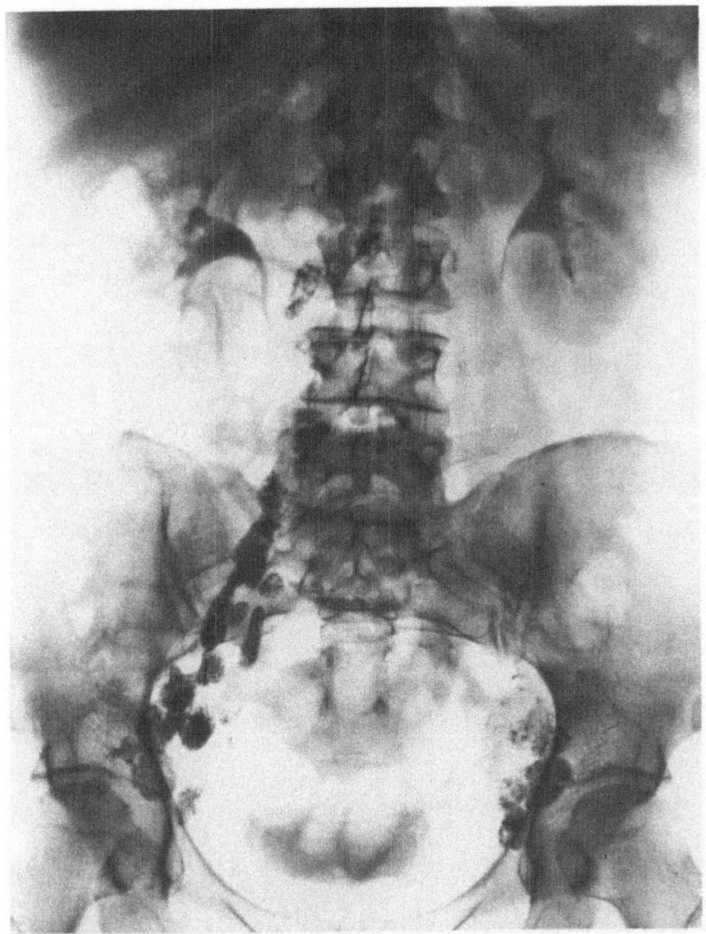

Abb. 9.1. Positives Lymphogramm

Sonographie

Die transabdominale Sonographie hat zur präoperativen Diagnostik wenig beizutragen. Es ist nicht möglich, karzinomatöse von entzündlichen Veränderungen abzugrenzen. Gleichzeitig ist es schwer, das Parametrium mit dieser Technik genau zu beurteilen (allerdings finden sich Detailhinweise zur Beurteilung von Lymphomen im kleinen Becken, zur Beurteilung von Uterus und Adnexen sowie des harnableitenden Systems).

Die Vaginosonographie, die Rektosonographie und die sich neu etablierenden Verfahren der endoskopischen Sonographie könnten diese Lücke schließen. Durch die Vaginosonographie ist eine gute Beurteilung der Zervix uteri möglich. Darüber hinaus lassen sich durch diese wenig belastende Methode die Parametrien

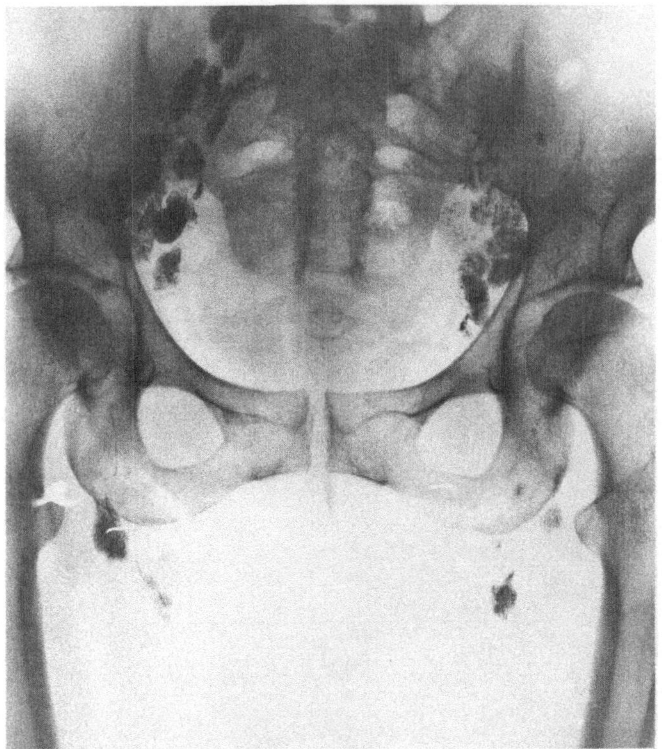

Abb. 9.2. Positive regionäre Lymphknotendarstellung

und die Beckenwände exakter beurteilen (Hansmann et al. 1985; Hötzinger et al. 1984; Lindell und Anderson 1987).

Durch die Sonographie ist die Möglichkeit einer lokalisationsbezogenen und gestützten Punktion unklarer Befunde möglich. Allerdings hat die Sonographie nur unterstützenden Charakter, sie kann für bestimmte Fragestellungen sehr hilfreich sein. Ihr Wert liegt sicher in der Verlaufsbeobachtung.

Computertomographie

Die Computertomographie hat zum prätherapeutischen Staging der frühinvasiven und der auf die Portio uteri begrenzten Fälle keine große Bedeutung erlangt. Die prätherapeutische und postoperative Übereinstimmung liegt je nach Untersucher zwischen 45 und 55%, einzelne Diagnostiker erreichen höhere Werte. Besonders die parametrane Tumorinfiltration ist nicht mit Sicherheit zu definieren. Die Computertomographie kann allerdings bei fortgeschrittenen Stadien eine Hilfe in der Beurteilung von Tumor und Beckenwand darstellen. Hier werden höhere Übereinstimmungen erreicht.

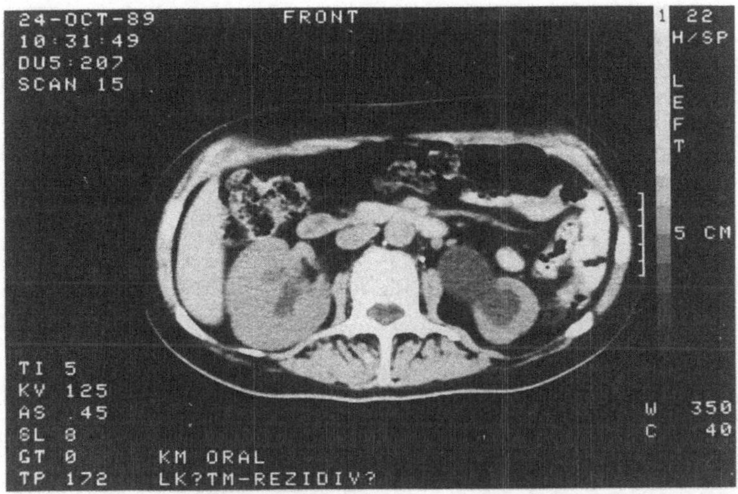

Abb. 9.3. CT beim Zervixkarzinomrezidiv mit Hydronephrose (Zustand nach Wertheim-Radikaloperation 2 Jahre vorher im Stadium pT2b N1MO)

Auf eine sichere Beurteilung von Lymphknoten ist erst ab einer gewissen Größe (etwa 2 cm) möglich (Steinbrich et al. 1982; Rohde u. Steinbrich 1985, Christ 1983).

Die Computertomographie ist keine Routineuntersuchung im präoperativen Staging. Ihr Wert liegt eindeutig im Follow-up. Es sollte auf sie auch nicht bei der Festlegung von Rezidivoperationen verzichtet werden. Generell ist ein individueller Einsatz zu fordern, um die Methode nicht in Mißkredit zu bringen (Abb. 9.3–9.5).

Magnetresonanztomographie

Mit dieser Methode stehen für die Darstellung und Berechnung der Bilder andere Gewebeparameter als bei der Computertomographie zur Verfügung (Protonendichte, Protonenbewegung, Relaxationszeiten). Durch die multiplanare Bilderzeugung ergeben sich auch für die gynäkologische Tumordiagnostik neue Möglichkeiten. Diese liegen in der Gewebedifferenzierung.

Allerdings führt auch der Einsatz von Kontrastmitteln noch nicht zu einer besseren Differenzierung der Lymphknoten und des Parametriums, aber es ergeben sich hinsichtlich der Rezidivdiagnostik bessere Ergebnisse als bei der Computertomographie.

Die MRT ist nur im Einzelfall und nicht für Routineuntersuchungen einzusetzen.

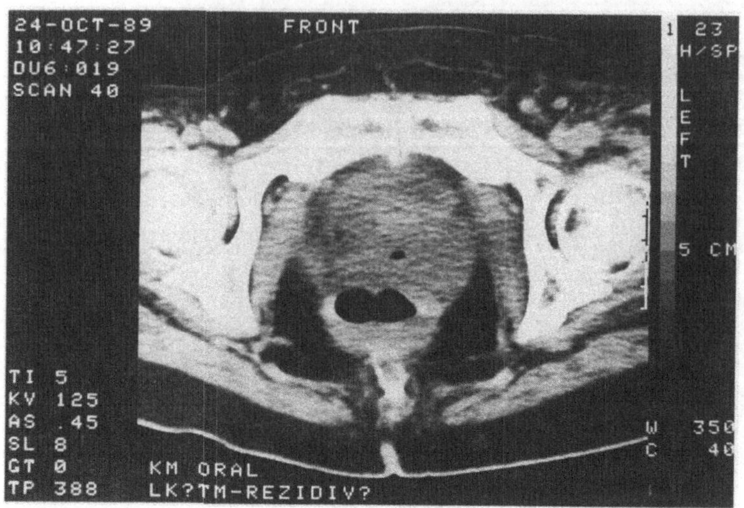

Abb. 9.4. CT-Darstellung des Beckenwandrezidives derselben Patientin

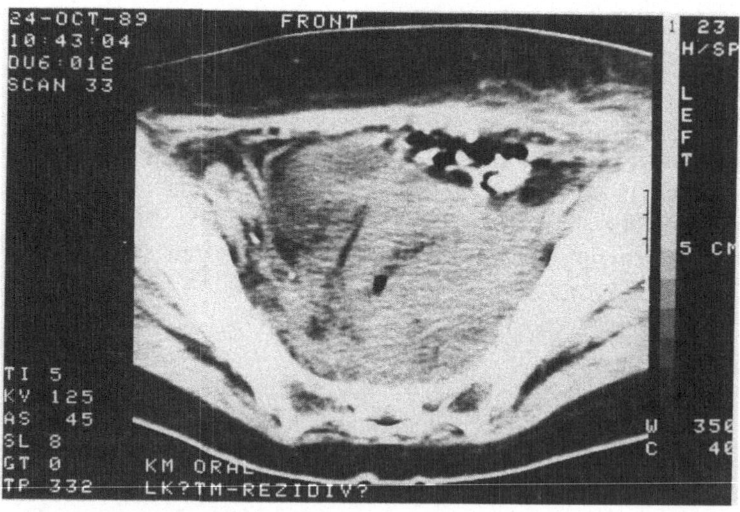

Abb. 9.5. CT-Darstellung des peloinen Rezidives in Höhe des Scheidengrundes

Konventionelle Röntgenuntersuchungen

Zur präoperativen Diagnostik gehört selbstverständlich die Thoraxaufnahme. Weitergehende Untersuchungen, die sich aus speziellen Fragestellungen ergeben, sind die Beckenangiographie, die Knochenszintigraphie und spezielle Biopsietechniken (Scalenusbiopsie).

Staginglaparotomie

Insbesondere im angloamerikanischen Schrifttum (Averette et al. 1981; Morley u. Seski 1976) wird eine Staginglaparotomie zur exakten Diagnostik der Ausbreitung der Geschwulst gefordert. Die generelle Forderung danach stellt unseres Erachtens eine diagnostische Übertreibung dar. Gefordert werden in diesem Zusammenhang eine intraperitoneale Spülung und ihre zytologische Aufarbeitung zum Nachweis von Tumorzellen. Des weiteren werden Lymphknotenpunktionen, insbesondere der paraaortalen Lymphknoten, gefordert sowie Biopsien aus dem parametranen Bindegewebe. Sicher hat dieses Verfahren mehr Bedeutung bei der Beurteilung von fortgeschrittenen Stadien und bei der Therapieplanung für Exenterationsverfahren. Die Staginglaparotomie ist somit ein Verfahren, das nur für wenige Patientinnen in Frage kommt (Hillemanns 1968; Webb u. Symmonds 1980).

Blutchemische Untersuchungen

Neben den normalen, für eine größere Operation notwendigen Parametern (allgemeine Hämatologie, Parameter der Gerinnung incl. AT III, Ionogramm, Transaminasen und Amylase) kommt der präoperativen Bestimmung von Tumormarkern besondere Bedeutung zu. Von Relevanz sind dabei das SCC ("squamous cell carcinoma antigen") und das CEA (carcinoembryonic antigen), denn es ist möglich diejenigen Karzinomformen, die ein solche Antigene exprimieren, bereits prätherapeutisch von denjenigen abzugrenzen, bei denen dieses nicht der Fall ist. Prognostische Bedeutung besitzen diese Markeruntersuchungen nicht.

9.3 Zusammenfassung

- Obligate Staginguntersuchungen sind die Histologie, der klinische Untersuchungsbefund, die a.-p.-Thoraxaufnahme, Zystoskopie, i.v.-Urogramm, Lymphographie, Rektoskopie.
- Fakultative Methoden sind die Computertomographie, Magnetresonanztomographie, Tumormarkeruntersuchungen, Beckenangiographie.
- Der Wert einer generellen Staginglaparotomie ist umstritten und wird für seltene individuelle Fälle befürwortet, insbesondere zur Planung von Exenterationsoperationen.
- Zur histologischen Diagnostik von Vor- und Frühformen des Zervixkarzinoms ist die Konisation obligat. Invasive Makrokarzinome werden bioptische diagnostiziert.

Literatur

Averette HE, Sevin BU, Girtanner RE, Ford JH (1981) Prätherapeutisches Staging – Laparotomie beim Zervixkarzinom. Gynäkologe 14:164–169

Baker LH, Opipari MI, Wilson H, Bottomley R, Coltman CA (1978) Mitomycin C, vincristine and bleomycin therapy for advanced cervical cancer. Obstet Gynecol 51:146–150

Bernaschek G, Tatra G, Janisch H (1984) Die rektale Sonographie – eine Erweiterung der Rezidivdiagnostik zervikaler Neoplasien. Geburtshilfe Frauenheilkd 44:495–497

Börner P, Prömmel M, Majewski A (1976) Lymphographieergebnis und Prognose von Kollumkarzinomen. Eine kritische Prüfung des Vorschlages zur Klassifizierung dieser Tumoren nach dem TNM-System. Geburtshilfe Frauenheilkd 36:835–844

Burghardt E (1984) Kolposkopie – Spezielle Zervixpathologie. Lehrbuch und Atlas. Thieme, Stuttgart

Christ F, Claussen C, Brand H 81983) Die Wertigkeit der Computertomographie bei der präoperativen Diagnostik des Zervixkarzinoms. Arch Gynecol 235:146–147

Conroy JF, Lewis GC, Brady LW, Brodsky I, Kahn SB, Ross D, Nuss R (1976) Low dose bleomycin and methotrexate in cervical cancer. Cancer 37:660

Cullhed S (1978) Carcinoma cervicis uteri stages I and II a. Treatment histopathology-prognosis. Acta Obstet Gynecol Scand (suppl.) 75

Dold U (1976) Möglichkeiten und Grenzen der zytostatischen Krebstherapie. Krebsgeschehen 8:62–65

Greenberg BR, Kardinal CG, Pajak TF, Bateman R (1977) Adriamycin versus adriamycin and bleomycin advanced epidermoid carcinoma of the cervix. Cancer Treat Rep 61/7:1383–1384

Hansmann M, Hackelöer BJ, Staudach A (1985) Ultraschalldiagnostik in Geburtshilfe und Gynäkologie. Springer, Berlin Heidelberg New York Tokyo

Hillemanns HG (1968) Biopsiemethoden und ihre selektive Anwendung in Diagnostik und Therapie des Zervixkarzinoms. Geburtshilfe Frauenheilkd 28:1104–1122

Horii T, Mitsumoto T, Noda K (1988) Significance of para-aortic mode irradiation in the treatment of cervical cancer. Gynecol Oncol 31:371–383

Hötzinger H, Becker H, Becker V (1984) Intrauterine Ultraschalltomographie (IUT): Vergleich mit makroskopischen Präparatschnitten. Geburtshilfe Frauenheilkd 44:219–224

Jazy FK, Aron BS, Schellhas H (1978) Extraperitoneal para-aortic lymph node biopsy and irradiation in cervical carcinoma. Int J Radiat Oncol Biol Phys 4/5–6:445–448

Johnson TS, Adelson MD, Sneige N, Williamson KD, Lee AM, Katz R (1987) Cervical carcinoma DNA content, S-fraction and malignancy grading, I. Interrelationships. Gynecol Oncol 26:41–56

Kolbenstvedt A, Knudsen OS (1974) A method for lymphographic and histologic correlation. Experience from 300 patients treated by pelvic lamphadenectomy. Gynecol Oncol 2:9–23

Ledermeir O, Regele H (1976) Intraoperative histologische Untersuchung in der Gynäkologie. Wien Klin Wochenschr 88:747–749

Lindell LK, Anderson B (1987) Routine pretreatment evaluation of patients with gynecologic cancer. Obstet Gynecol 69:242–246

Lohe KJ, Baltzer J, Zander J (1976) Histologische Diagnose und individuelle Krebsbehandlung in der Gynäkologie. M Med W 118:1273–1378

Malkasian GD jr, Decker DG, Jorgensen EO (1977) Chemotherapy of carcinoma of the cervix. Gynecol Oncol 5:109–120

Morley GW, Seski JC (1976) Radical pelvic surgery versus radiation therapy for stage I carcinoma of the cervix (exclusive of microinvasion). Am J Obstet Gynecol 126/7:785–798

Mühlberger G (1975) Morphologische Studie an 167 Wertheim-Operationspräparaten. Geburtshilfe Frauenheilkd 35:27–36

Newton M (1975) Radical hysterectomy or radiotherapy for stage I cevical cancer. A. prospextive comparison with 5 and 10 year follow-up. Am J Obstet Gynecol 123:535–542

Piver MS, Rutledge F, Smith JP (1974) Five classes of extended hysterectomy for women with cervical cancer. Obstet Gynecol 44:265–272

Rohde U, Steinbrich W (1985) Computertomographie gynäkologischer Tumoren. In: Schmidt-Matthiesen H (Hrsg) Urban & Schwarzenberg Allgemeine gynäkologische Onkologie, München 293–314

Sablinska B (1977) Prognostic value of fever course of treatment of uterine cervix cancer. Ginek Pol 48:57–64

Steinbrich W, Rohde U, Friedmann G (1982) Wert der Computertomographie für die Diagnostik der Uterustumoren und ihre Rezidive. Radiologe 22:154–161

Tase T, Oikawa N, Toki T, Wada Y, Yajima A (1987) Flow cytometric DNA analysis of gynecologie malignant tumors using paraffinembedded tissue. Acta Obstet Gynecol Tohoku Univ Jap 39:87–91

Tosner J, Fixa B, Vrastilova P (1979) The influence of irradiation and chemotherapy on immunity of female patients with malignant tumors (Tschechisch mit englischer Zusammenfassung). Gynek 44:662–667

Trehon OP, Pandey RP, Negi PS et al. (1975) Role of pelvic lymph adenography in the intracavitary radiation treatment of carcinoma cervix. J Radio 29/2118–123

Tulzer H, Kupka S (1978/79) The effectiveness of obligatory lymphadenectomy in treating carcinoma of the cervix. Int J Gynecol Obstet 16:197–203

Tulzer H, Kupka S (1979) The effectiveness of obligatory lymphadenectomy in treating carcinoma of the cervix. Int J Gynecol Obstet 16:197

Ucmakli A, Bonney WA jr, Palladino A (1978) The nonlymphatic metastases of carcinoma of the uterine cervix. A prospective analysis based on laparotomy. Cancer 41/3:1027–1033

Vona S, Bergonzi L, Musumeci R, Volterrani F (1978) Clinical results of lymphography in cancer of the uterine cervix. A retrospektive study of 542 consecutive, unselected patients (Summary in Italian). Tumori 64/4:429–436

Webb MJ, Symmonds RE (1980) Site of recurrence of cervical cancer after radical hysterectomy. Am J Obstet Gynecol 138/7/I:813–817

Wunderlich U, Hölzner JH (1971) Der Aussagewert der Probeexcision in der Diagnostik des Portiokarzinoms. Geburtshilfe Frauenheilkd 31:545–551

10 Therapie

10.1 Chirurgie

Läßt man prähistorische Versuche außer acht, den Krebs durch Ausschneidungen und Ausbrennungen zu heilen, begann die eigentliche Ära der operativen Therapie des Zervixkarzinoms mit Freund und Czerny, die 1878 sowohl die einfach abdominale wie auch die vaginale Hysterektomie in die Krebstherapie einführten. In dieser Zeit kamen allerdings etwa 70% aller Patientinnen mit einem Zervixkarzinom in einem derart fortgeschrittenen Stadium zur Diagnostik, daß nur wenige davon profitierten.

Im Jahre 1900 standardisierte Wertheim in Wien nach Vorarbeiten von Rumpf die erweiterte Hysterektomie mit selektiver Lymphadenektomie, die fortan als Wertheim-Radikaloperation in das Therapiekonzept des Zervixkrebses einging. Wertheim entfernte allerdings nur die ihm palpatorisch suspekt erscheinenden Lymphknoten. Dieser Eingriff war mit einer perioperativen Mortalität von etwa 30% behaftet.

Im Jahre 1902 beschrieb Schauta, ebenfalls in Wien, die vaginale Radikaloperation unter Mitnahme des oberen Teiles der Vagina, der Parametrien und einzelner Lymphknoten. Beide Operationsverfahren konkurrierten miteinander. 1944 führte Meigs die abdominale Radikaloperation mit kompletter Lymphadenektomie ein, die heute als Standardmethode der Behandlung des operablen makroinvasiven Zervixkarzinoms gilt.

Die 1938 von Mitra beschriebene Methode der extraperitonealen Lymphknotenentfernung nach vorheriger vaginaler Radikaloperation hat sich nicht durchgesetzt. Brunshwig erweiterte die Palette der operativen Krebstherapie um ultraradikale Verfahren zur pelvinen Exenteration.

Die operative Therapie und ihrer Methoden ist also seit fast 50 Jahren standardisiert. (Weitere Daten, insbesondere zur Strahlentherapie sind der Tabelle 10.1 zu entnehmen).

10.1.1 Operative Therapie der Vorstufen des invasiven Zervixkarzinoms (Dysplasie, CIN, Carcinoma in situ)

Bei den durch Kolposkopie und Zytologie vermuteten präinvasiven Veränderungen der Cervix uteri erfolgt die Sicherung der Diagnose durch die Konisation. Diese kann entweder als Messerkonisation (sichere Beurteilung der Schnittränder) oder als Laserkonisation (guter kosmetischer Effekt, bessere Blutstillung) durchgeführt werden. Die Beurteilung des zervicalen und äußeren Schnittrandes des Konus ist das Maß für weiterführende Maßnahmen.

Tabelle 10.1. Entwicklungen in der Therapie des Zervixkarzinoms

Jahr/Autor	Operative Therapie	Strahlentherapie
1878 Freund und Czerny	Vaginale und abdominale Hysterektomie	
1900 Wertheim	Erweiterte abdominale Hysterektomie mit selektiver Lymphadenektomie	
1902 Schauta	Erweiterte vaginale Hysterektomie	Einführung der Röntgenbestrahlung (Deutsch)
1903 Döderlein		Einführung der Radiumkontakttherapie
1904 Dessauer		Röntgenbestrahlung des Zervixkarzinoms
1905		Erster Bericht über Heilung bei Zervixkarzinom durch Röntgengenbestrahlung
1938 Mitra	Einführung der extraperitonealen Lymphadenektomie	
1932–36 Heyman		Dosimetrie der Kontakttherapie
1944 Meigs	Komplette pelvine Lymphadenektomie	
1948 Breushwig	Ultraradikale Operationsverfahren	Einführung der Chemotherapie (Karnowsky)
1959		Telekobaltbestrahlung
1972 Averette	Staginglaparotomie	

Folgende Situationen sind aus praktischer Sicht häufig:

1. Ist der Schnittrand frei von dysplastischem Epithel, so kann die diagnostische Konisation als definitive Therapie angesehen werden. Gelegentlich wird man zusammen mit der Patientin bei ausgedehnten Befunden an der Zervix, bei abgeschlossener Familienplanung und bei entsprechendem Sicherheitsbedürfnis der Frau (aber auch bei Hochrisikopopulationen) die Frage nach einer Hysterektomie aufwerfen.
2. In jenen Fällen, in denen sich der Schnittrand des Konus nicht als frei von dysplastischem Epithel darstellt, ist eine Rekonisation zu empfehlen. Lehnt die Frau einen solchen Eingriff ab, müssen kurzfristige zytologische Kontrollen diese Lücke schließen.

3. Handelt es sich bei den diagnostizierten Veränderungen an der Portio um ein Carcinoma in situ (CIN III), sind 2 Therapieformen möglich. Zum einen kann die Konisation auch Therapie dieser obligaten Präkanzerose sein. soweit das Carcinoma in situ sicher im Gesunden entfernt wurde. Sollte sich der Schnittrand als nicht frei erweisen, ist eine Rekonisation angezeigt. Bei ausgedehnten Befunden – häufig in multilokulärer Ausbildung – kann nach Aufklärung der Patientin (insbesondere bei Risikogruppen) bei abgeschlossener Familienplanung die Hysterektomie in Frage kommen.
Das Auftreten eines Carcinoma-in-situ-Rezidivs ist ein seltenes Ereignis und läßt sich durch eine ausgiebige Konisation bedeutend reduzieren.
Bei konservativem Vorgehen muß die Patientin kurzfristig zytologisch und kolposkopisch nachbetreut werden. In der Regel erfolgt eine Hysterektomie bei Konisation 4–6 Wochen nach dem Primäreingriff, also bei abgeheilter Portio (Entzündung, Zerreißbarkeit des Gewebes). Die Konisation ist kein Anfängereingriff, zu viel hängt für das Schicksal der Patientin von einem ausreichend und effektiv durchgeführten Eingriff ab. Die Therapie prämaligner Veränderungen hat stets individualisiert zu erfolgen. Zu berücksichtigen sind

- der Grad der Dysplasie,
- die Flächenausdehnung,
- die Schnittränder,
- die familiäre Situation,
- das Alter,
- der Risikograd.

Die Konisation erfolgt stets in Kombination mit einer Curettage der Restzervix. Neuerdings wird der CO_2-Laser zur Konisation eingesetzt (Berget et al. 1987; Ueki u. Kitsuki 1988; Pearson et al. 1989).

10.1.2 Operative Therapie des Mikrokarzinoms

Die Therapie der Wahl des durch Konisation gesicherten Mikrokarzinoms (5 x 7 x 7 mm) besteht in der Hysterektomie. Besonders bei lateralem Sitz des Karzinoms sollte über die Mitnahme einer kleinen Scheidenmanschette entschieden werden (Walk et al. 1974).

Zusätzliche Eingriffe ergeben sich aus weiteren diagnostischen Maßnahmen, die zur Beurteilung des Lymphknotenstatus angewandt werden. Beim mikroinvasiven Karzinom ist mit einer Beteiligung pelviner Lymphknoten in 0,5–1% der Fälle zu rechnen. Das betrifft besonders solche, bei denen Lymph- und Gefäßeinbrüche zu diagnostizieren sind. Prognostisch ist die frühe Stromainvasion (Stadium I_{a1}) günstiger als das Mikrokarzinom einzuschätzen. Bei ersterem reicht die einfach Hysterektomie aus. Es treten keine Lokalrezidive auf, und die Fünfjahresheilung beträgt 100% (siehe auch Tabelle 10.2).

Bei größeren Mikrokarzinomen (> 3 mm Eindringtiefe, Gefäßeinbrüchen) sollte eine Radikaloperation erwogen werden.

Tabelle 10.2. Therapieform und Rezidivhäufigkeit beim Mikrokarzinom (Nach Friedberg u. Herzog 1986)

	Lokalrezidiv	Beckenwandrezidiv	Fernmetastasen
Konisation	8,8%	–	–
Hysterektomie	2,1%	–	–
Wertheim-Meigs	2,2%	–	2,2%

Das Mikrokarzinom sollte abdominal operiert werden (eventuell kann auch bei negativer Lymphographie eine selektive Lymphonodektomie erfolgen). Bei inoperablen Patienten bildet die Strahlentherapie eine Alternative.

10.1.3 Operative Therapie des invasiven Karzinoms T_{1b}

(Zander 1983; Webb u. Symmonds 1979; Lee et al. 1989; Hoskins et al. 1976)

Die Standardmethode bildet die Radikaloperation nach Wertheim-Meigs. Hinsichtlich der Durchführung und der Variationen sei auf die zahlreichen Operationslehren verwiesen. Sollte sich wider Erwarten nach der Konisation ein Makrokarzinom herausstellen, sind 2 Wege möglich: Zum einen kann auch trotz nicht abgeheilter Portio nach entsprechender Vordiagnostik operiert werden, andererseits kann nach sofortiger Kontaktbestrahlung der Portio die Operation nach 4–6 Wochen erfolgen. (Für uns hat es sich als positiv erwiesen, daß dem Operateur während der Operation die Lymphographiebilder sichtbar zur Verfügung standen und intraoperativ durch eine Röntgenuntersuchung die Radikalität der Entfernung der dargestellten Lymphknoten nachgewiesen werden sollte.) – Eine postoperative Nachbestrahlung richtet sich nach dem Lymphknotenbefall und nachgewiesenen Gefäßeinbrüchen.

10.1.4 Operative Therapie des Stadiums II

(Gitsch 1976; Feroze 1976; Chung et al. 1980; Baltzer et al. 1980)

Die Auffassungen zur operativen Therapie dieser Stadien sind kontrovers. Das resultiert häufig aus der erheblichen Diskrepanz zwischen palpatorisch festgestelltem und histopathologischem Stadium. So werden Heilungsergebnisse von 40–80% angegeben. Die Zahl der befallenen Lymphknoten nimmt deutlich proportional zum Tumordurchmesser zu und kann bei 40 mm bereits 50% betragen. Eine effektive operative Behandlung des Stadiums II_b hängt sehr vom individuellen Können des Operateurs und seiner Fähigkeit ab, "onkologisch zu denken". Jedoch ist zu verzeichnen, daß die Komplikationsrate bei Radikaloperationen in diesem Stadium zunimmt. Allerdings ist es nach Radikaloperationen möglich, das Präparat exakt aufzuarbeiten und Zusatztherapien besser zu planen (evtl. auch

Tabelle 10.3. Resultate verschiedener Therapieverfahren beim makroinvasiven Karzinom T_{1b}, T_{2a}, T_{2b}. (Nach Benedet et al. 1980; Baltzer et al. 1982)

	Stadium	5-Jahres-Heilung [%]
Operation	T_{1b}	88,6
	T_{2a}	77,3
	T_{2b}	58,4
Radiatio	T_{1b}	87,8
	T_{2a}	73,8
	T_{2b}	52,9
Kombinationstherapie	T_{1b}	84,7
	T_{2a}	76,1
	T_{2b}	51,4

Klippung belassener Lymphknoten). Durch dieses Verfahren sind die individuellen Prognoseparameter besser festzulegen.

Aus den Ergebnissen einer Multizenterstudie zur Prognose verschiedener Therapieformen geht hervor, daß die operative Therapie des Zervixkarzinoms höherer Stadien ihre Berechtigung hat (Tabelle 10.3). Hinzuweisen wäre allerdings darauf, daß Fälle höherer Stadien zentralisiert behandelt werden sollten. Wir empfehlen auch Patientinnen in den Stadien pT_{2a} und pT_{2b} nachzubestrahlen.

10.1.5 Ultraradikale Operationsverfahren

Die von Brunshwig eingeführten Therapiemethoden betreffen zum einen (in seltenen Fällen) ausgedehntere Karzinome, zum anderen Rezidive. Die Pflege solcher Methoden setzt neben operativem Geschick eine enge Kooperation mit anderen Fachdisziplinen (Urologie, evtl. Gefäßchirurgie) voraus und sollte in jedem Falle zentralisiert erfolgen (Brin et al. 1975; Buchsbaum 1975; Cavins u. Geisler 1978; Rutledge et al. 1976; Tobilevich et al. 1976).

Zu den Indikationen zählen die organübergreifende Infiltration (Blase, Rektum) bei lokaler Operabilität (Parametrium), das zentrale Rezidiv mit Organinfiltration und andere. Ziel ist es, daß die Patientin nach der Operation einen Gewinn an Lebensqualität erfährt und den Eingriff durch die Grundkrankheit um mindestens 2–3 Jahre überlebt.

Diese Eingriffe setzen allgemeine Operabilität, eine optimale präoperative Diagnostik und das Fehlen alternativer Therapiemöglichkeiten voraus.

Des weiteren sollten keine mit den präoperativen diagnostischen Methoden nachweisbare extrapelvine Karzinomlokalisationen oder Absiedlungen vorliegen (inkl. LK-Beteiligung extrapelvin). Die Patientin ist über die Stomaproblematik aufzuklären und sie sollte diese für sich psychisch akzeptieren.

Die primäre Operationsmortalität wird zwischen 2 und 20% angegeben. Als Operationsmethoden kommen die

1. vordere Exenteration (Entfernung von Rezidiv und Harnblase, Anlage eines Ileumconduits),
2. hintere Exenteration (Entfernung von Rezidiv und Rektum, Anus praeter terminalis),
3. komplette Exenteration (Entfernung von Rezidiv, Blase und Rektum, Anlage von Anus praeter und Ileumconduit)

in Betracht.

Mit dieser Therapieform werden nach eigenen Erfahrungen in bis zu 33% Fünfjahresheilungen erreicht.

10.2 Strahlentherapie

Mit dem Einsatz ionisierender Strahlen in der Onkologie verfügt man über eine weitere sehr effiziente Methode der Krebstherapie. Aufgrund der guten lokalen Zugänglichkeit ist das Zervixkarzinom prädestiniert zur Anwendung der Strahlentherapie. Darüber hinaus bietet sie die Möglichkeit, sowohl solche Lokalisationen kurativ zu beeinflussen, die einer Onkochirurgie nicht oder nur unter hohem Risiko zugänglich sind, wie auch Patienten mit fast ähnlich guten Resultaten zu behandeln, die allgemein als inoperabel gelten.
Die Strahlentherapie ist als

- Primärtherapie,
- Kombinationstherapie,
- Rezidivtherapie

einsetzbar.

Bei jedem Einsatz sind Nutzen und Risiko gegeneinander abzuwägen und mit der operativen Therapie zu vergleichen.

Der histologische Typ des Zervixkarzinoms (Plattenepithelkarzinom, Adenokarzinom) gehört zwar nicht zu den regelrecht strahlensensiblen Tumoren, die gute Zugänglichkeit und die lange lokoregionale Begrenzung dieses Karzinoms vermögen jedoch den tumorbiologischen Nachteil auszugleichen (Vesterinen et al. 1989).

Inwiefern die Strahlentherapie in den operablen Stadien gleiche Ergebnisse wie ein operatives Vorgehen erbringen kann, muß unbeantwortet bleiben, da in den allermeisten Zentren der Strahlentherapie häufig nur solche Patientinnen behandelt werden, bei denen durch mannigfaltige Zusatzkriterien eine Inoperabilität vorliegt bzw. die eine Operation ablehnen. Aus dieser Feststellung läßt sich auch ableiten, daß die Behandlungsergebnisse beider Methoden nicht miteinander zu vergleichen sind; hinzu kommt, daß eine exakte Stadienklassifikation (p-Nomenklatur) nicht zu erheben ist und wir es pro Stadium mit etwa 20–40% falsch eingestuften Patienten zu tun haben.

Gerade deshalb ist es aber nötig, unter Einsatz aller uns zur Verfügung stehenden diagnostischen Mittel und Methoden zu exakten Einschätzungen des Tumorstadiums zu kommen, um die für den Patienten in Abhängigkeit vom Tumor optimale Bestrahlungsstrategie anzuwenden. Dadurch ist es möglich, eventuelle Nebenwirkungen auf ein Minimum zu reduzieren.

10.2.1 Strahlenbiologische Wirkungen

Die Strahlenwirkungen am Effektororgan wird auf zweierlei Mechanismen realisiert:

1. durch direkte Strahlenwirkung,
2. durch indirekte Strahlenwirkung.

Der zweite Weg ist die häufigste Strahlenwirkung bei der Verwendung von Protonen- und Elektronenstrahlen (Hochvolttherapie). Dabei erfolgt die Strahlenschädigung durch die Bildung freier Radikale. Diese übertragen ihre Ladung auf die Zelle und lösen so strahlenbedingte Stoffwechselschädigungen und -veränderungen aus.

Als Strahleneffekte an der Zelle kommt es zu irreparablen Einzel- und Doppelstrangbrücken an der DNA, Schädigung der Basen der DNA, Schädigungen der Zell- und Kernmembran, des weiteren zu Veränderungen an den Zellorganellen und dadurch zur Beeinflussung des Kohlenhydrat- und besonders des Eiweißstoffwechsels.

Die Strahlensensibilität ist von der Tumorhistologie und der Tumorproliferation (Differenzierungsgrad) abhängig; sekundäre Faktoren sind die Tumorgröße und die Reaktion des umgebenden Gewebes. Die Strahlenempfindlichkeit ist weiterhin abhängig vom Zellzyclus. Je mehr Zellen sich in der G_1- bzw. S-Phase befinden, um so strahlenempfindlicher ist der Tumor (Reagen u. Fu 1979; Goellner 1976; Kobayashi et al. 1977).

Von Bedeutung für eine tumorzerstörenden Wirkung sind Dauer und Intensität der Bestrahlung. Dabei gilt: Je kürzer die Zeit und je höher die Strahlendosis, desto höher die Wirkung am Gewebe. Allerdings erhöht sich der Anteil unerwünschter Nebenwirkungen ebenfalls proportional zur Dosis.

Durch Fraktionierung der Bestrahlung wird ein Teil der in der G_0-Phase ruhenden Zellen durch Verbesserung der Sauerstoffversorgung reaktiviert und kann so in der nächsten Fraktion geschädigt werden. Hyperthermie und Oxygenisierung des Gewebes erhöhen die Strahlensensibilität, sind aber im strahlentherapeutischen Routinebetrieb nicht überall einsetzbar. Ähnliches gilt für den Einsatz von Radiosensitizern.

Eine zytostatische Tumorchemotherapie hat additiven oder potenzierenden Effekt zur Tumorbestrahlung, läßt aber die Toleranz einer solchen Kombinationstherapie für den Patienten deutlich sinken.

10.2.2 Methoden

Die Strahlentherapie des Zervixkarzinoms erfolgt als Kombinationstherapie von Kontaktbestrahlung und perkutaner Radiatio (Hochvolttherapie).

Kontakttherapie

Mit der Kontakttherapie wird das Ziel verfolgt, den Lokalbefund an der Cervix uteri kurativ zu behandeln. Es werden entsprechend des Sitzes und der Ausdehnung des Befundes (intrazervical, Portiooberfläche, exophytisch, ulzerierend) unterschiedliche Filter verwendet. Die Applikation der Lokaltherapie erfolgt mit Stift und Palette bzw. in der Afterloadingtechnik. Die Wahl der Applikation erfolgt individuell und ist mit entscheidend für den Erfolg der Therapie.

In der Regel erfolgt die Kontaktbestrahlung bei Radiumanwendung 3mal bei der Afterloadingtechnik 3- bis 6mal. Als Strahlungsquelle werden bei der Kontaktbestrahlung Kobald-60, Iridium-197 oder Californium verwendet.

Die Bestrahlungsplanung hat sich nach dem Isodosenverlauf und der Größe des Lokalbefundes zu orientieren. Die Strahlendosen sollten zur Peripherie schnell abfallen (radiogene Schäden) und an der Tumoroberfläche etwa 200–250 Gy betragen. Aufgrund der Nähe von Blase und Rektum sollte die Gesamtdosis 6000 mgeh nicht überschreiten.

Aufgrund des schnellen Dosisabfalls zur Seite hin muß die Kontaktbestrahlung mit der Perkutanbestrahlung kombiniert werden.

In singulären Fällen ist es auch möglich, nach der Kontakttherapie erneut über eine Operabilität zu entscheiden.

Perkutanbestrahlung

Im Gegensatz zur Kontaktbestrahlung mit abfallenden Isodosen wird bei der Perkutanbestrahlung das im voraus bestimmte Strahlenfeld gleichmäßig mit der erforderlichen Dosis belastet. Dadurch werden die Parametrien und die Region der iliakalen Lymphknoten einbezogen, die vorher nicht erreicht werden konnten. Je nach Befund werden die Beckenwände mit 40–60 Gy bestrahlt, die Parametrien sollen sogar mit 70–80 Gy belastet werden. Die Strahlenfelder liegen zwischen dem oberen Drittel der Vagina und dem 5. Lendenwirbelkörper. Die Fraktionierung beinhaltet Einzeldosen von 2–3 Gy.

Durch die Rotationsbestrahlung können die maximalen Herddosen an vorher computergestützt ermittelten Lokalisationen konzentriert appliziert werden. Dadurch ist es möglich, die Strahlenfolgen am umliegenden Gewebe zu reduzieren.

Positive Lymphknoten im paraaortalen Bereich können mit dieser Methode gezielt bestrahlt werden. Allerdings ist der Effekt zweifelhaft. Die Perkutanbestrahlung erfolgt fraktioniert und meist mit einer Pause nach der Hälfte der zu applizierenden Dosis, um die Regeneration des nichttumorösen Gewebes zu gewährleisten. Die Felder der Perkutanbestrahlung sind bei Kombinationsbestrahlung so zu legen, daß sie das zentrale, durch die Kontakttherapie geschädigte Feld nicht überlagern.

Postoperative Bestrahlung

Die Meinung zur postoperativen Radiatio nach kurativ-operativ behandeltem Zervixkarzinom wird nach wie vor kontrovers behandelt. Im folgenden ist die Meinung der Autoren zur Postoperativen Radiatio widergegeben:

- Eine routinemäßige Nachbestrahlung im Stadium pT_{1b} pN_0 M_0 ist nicht notwendig.
- Eine postoperative Radiatio erfolgt im Stadium pT_{1b} pN_1 M_0. (Allerdings gibt es auch hier Überlegungen, in Low-risk-Fällen, bei weniger als 4 befallenen Lymphknoten und Mikrometastasierung auf die postoperative Radiatio zu verzichten. Die Autoren können sich allerdings aufgrund fehlender Ergebnisse dazu nicht bekennen.)
- Postoperative Radiatio bei jedem pT_2.

In diesen Fällen ist ebenfalls eine Kombinationsbestrahlung bestehend aus intravaginaler Einlage und perkutaner Homogenbestrahlung anzuraten (40–60 Gy) (Junor et al. 1989; Felix et al. 1976).

Rezidivbestrahlung

Sie erfolgt in jedem Falle individuell. Sollte keine postoperative Strahlentherapie stattgefunden haben, ist sie nach histologischer Sicherung und Abklärung von eventuellen Fernmetastasen durchzuführen. Während der Rezidivbestrahlung ist zu entscheiden, ob eine Strahlensensibilität vorliegt und inwieweit eine Fortsetzung der Therapie noch gerechtfertigt ist.

Oft handelt es sich um bereits vorbestrahlte Fälle. Dann erfolgt eine Boosterbestrahlung, d. h. die lokale Dosisaufsättigung bis zur Maximaldosis als Ultima ratio (Hahhas et al. 1981).

Gelegentlich ist auch eine total nodale Bestrahlung nötig. Die Bestrahlungsplanung und deren Durchführung muß in sehr enger Kooperation mit dem Strahlentherapeuten erfolgen.

Aufklärung: Vor jeder Strahlentherapie ist ein eingehendes Gespräch mit der Patientin zu führen. Dabei muß der Arzt ihr die Angst nehmen, sie aber auch über zu erwartende Nebenwirkungen aufklären. Die weitere Nachsorge ist zusammen mit dem Erstbehandler durchzuführen.

10.2.3 Prophylaxe von Strahlenfolgen

Wichtigste Prophylaxe von Strahlenfolgen ist eine indikationsgerechte und tumoradaptierte individuelle Strahlentherapie unter Einschluß optimaler prätherapeutischer Planung bzw. Beachtung kritischer Organdosen.

Während der Kontakttherapie sollte eine Low-dose-Heparinisierung erfolgen. Der Patient ist auf eine ausgewogenen vitamin- und eiweißreiche Ernährung aufmerksam zu machen.

Unnötige Reizzustände, insbesondere der Haut sind zu vermeiden (Bürsten, Austrocknung der Haut, reizende Kosmetika). Die Haut ist mit einer Öl-in-Wasser-Emulsion zu pflegen.

Rauchverbot sollte eingehalten werden. Es ist für eine ausreichende Diurese zu sorgen, und asymptomatische Bakteriurien sind medikamentös zu sanieren.

Bei Strahlenproktitis ist eine Stuhlregulierung anzuraten. Bei eingetretener Schädigung sollte mit Ölemulsionsklistieren behandelt werden, oder es sollte eine entsprechende Blasenfüllung erfolgen.

Antiemetika können Nausea und eventuelles Erbrechen lindern.

10.3 Chemotherapie des Zervixkarzinoms

Die schlechte Beeinflußbarkeit von rezidivierendem Tumorwachstum insbesondere bei vorbestrahlten Patienten, aber auch die geringen Heilungsergebnisse von High-risk-Tumoren insbesondere bei jungen Patientinnen haben zu dem Versuch geführt, die antineoplastische Chemotherapie auch in die Behandlung des Zervixkarzinoms einzuführen. Hoffnungen ergaben sich, weil man glaubte, mit dem Medikament Bleomycin ein für Plattenepithelkarzinome spezifisches Chemotherapeutikum gefunden zu haben. Erste positive Ergebnisse von bis zu 70% Remissionen ließen sich allerdings nicht bestätigen. (Boice 1982, Chan 1982).

10.3.1 Allgemeines

Die chemotherapeutische Beeinflußbarkeit eines malignen Tumors ist abhängig von seiner Größe und seiner Blutversorgung sowie der Wachstumskinetik gemessen an der Tumorreduplikationszeit der Geschwulst. Bei soliden Tumoren kann diese über 360 Tage und mehr betragen. Da sich bei langsam wachsenden Tumoren die Zellen zu einem hohen Prozentsatz in Ruhe, also in der G_0-Phase, befinden, sind sie durch proliferationshemmende Medikamente schlecht oder gar nicht beeinflußbar. Die meisten Zytostatika wirken nur in bestimmten Phasen des Zellzyklus. Dadurch wird ein geringer Teil der Tumorzellen erreicht. Eine Synchronisation des Zellzyklus hat sich bis dato zumindest bei soliden Tumoren nicht therapeutisch anwenden lassen (Abb. 10.1).

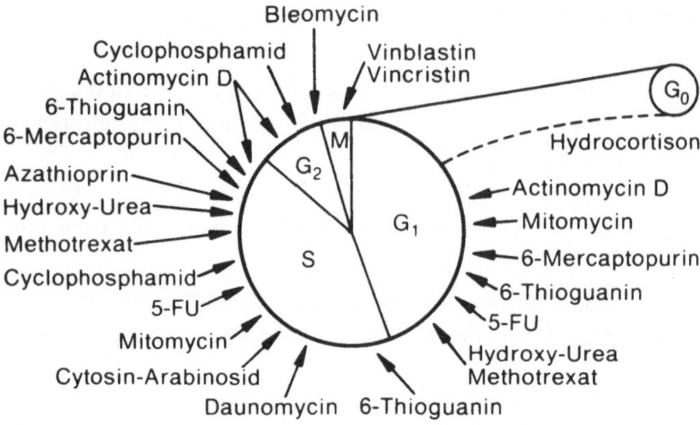

Abb. 10.1. Wirkung von ausgewählten Zytostatika im Zellzyklus

Für die chemotherapeutische Beeinflußbarkeit des Tumors sind die Fragen der primären und sekundären Resistenz von großer Bedeutung. So ist bei primärer Resistenz der Tumor durch das entsprechende Medikament von vornherein gar nicht beeinflußbar. Die sekundäre Resistenz wird durch 2 Mechanismen bedingt: Zum einen wird nur ein Teil der Zellen (z. B. ein Zellklon) durch das Zytostatikum beeinflußt, zum anderen kann es zur erworbenen Resistenz durch Veränderung von Aufnahme- und Transportmechanismen sowie zu einer genetischen Resistenzentwicklung kommen. Häufig findet nach Resistenzentwicklung eine beschleunigte Bildung von DNA-Reparaturmechanismen und exzessives Tumorwachstum statt (Carlson et al. 1984).

Das Zervixkarzinom gehört nach heutigem Wissen zu den hormonunabhängigen Karzinomen. Nach eigenen Untersuchungen ist der Hormonrezeptorgehalt der Cervix uteri niedriger als im übrigen Uterusgewebe, so daß eine Östrogen- oder Gestagentherapie kaum sinnvoll erscheint.

10.3.2 Behandlungsplanung

Hinsichtlich der Behandlungsplanung sind verschiedene Faktoren in die Überlegung einzubeziehen, die a priori geklärt werden müssen, um den Patienten nicht unsinnigerweise einer nicht ungefährlichen medikamentösen Therapie auszusetzen:

- Ansprechbarkeit des Tumors,
- Tumorkinetik (Wachstums- und Reduplikationsgeschwindigkeit),
- Lokalisation des Tumors, Metastasen.
- Handelt es sich um ein Rezidiv?
- Wurde der Tumor schon bestrahlt?
- Allgemeinzustand des Patienten,
- Alter des Patienten,

- Vorschädigung bestimmter Organsystem (Niere!),
- Kooperationsfähigkeit des Patienten.

Die Dosis der Präparate erfolgt pro m^2 Körperoberfläche. Zumeist werden Mehrfachkombinationen wegen der unterschiedlichen Beeinflußbarkeit des Teilungszyklus der Zellen verabreicht. Das Medikament muß in voller Dosierung appliziert werden. Möglichst sollte eine prätherapeutische Sensibilitätstestung auf Resistenz gegen das Präparat durchgeführt werden.

10.3.3 Indikationen

Eine antineoplastische Chemotherapie ist auch heute noch umstritten, da noch keine Langzeitergebnisse vorliegen, die an einem exakt überprüfbaren Material reproduzierbar wäre. So sind die aus der Literatur zugänglichen Zahlen nicht repräsentativ. Die heute angegebenen Remissionsraten liegen zwischen 20 und 70%, wobei auch angegeben wird, daß diese nur von kurzer Dauer sein sollen. Die Chemotherapie beim Zervixkarzinom wird häufig als frustrane Maßnahme eingesetzt, oft weil der Arzt seine Hilflosigkeit bei der Beeinflussung des Krebses nicht wahrhaben will (Soeters et al. 1989; Carlson et al. 1984).

Wir sind heute der Meinung, daß eine effektive Chemotherapie eingebettet sein kann (und muß!) in ein Gesamttherapiekonzept; sie darf nicht am Ende der Maßnahmen stehen. Antineoplastische Chemotherapie ist nach abgeschlossener Radiotherapie fast wirkungslos (Tumorvaskularisierung).

Eine Chemotherapie könnte bei High-risk-Fällen vor Einsetzen der Bestrahlung (oder alternierend) mit 2–3 Zyklen durchgeführt werden, um eine eventuelle Wartezeit postoperativ sinnvoll zu überbrücken. Selbstverständlich sind tumorbiologische Kriterien (Differenzierungsgrad), die Ausbreitung des Tumors (Nodalstatus), bestimmte Parameter des Patienten (Alter) in die Therapieplanung einzubeziehen. Eine lokalregionale Chemotherapie über entsprechende Gefäßkatheter (Perfusionstherapie) hat keine Verbesserung der Ansprechbarkeit des Zervixkarzinoms oder dessen Rezidivs gebracht. Allerdings sollte bei Strahlenresistenz ein Versuch gemacht werden, Chemotherapeutika in Therapiekonzept einzusetzen (Carlson et al. 1981).
Folgende Therapiekonzepte sind möglich:

1. Operation: 2–3 Zyklen Chemotherapie – Radiatio;
2. Operation: Radiatio/Chemotherapie alternierend;
3. Inoperabel: 2–3 Zyklen Chemotherapie – Radiatio;
4. Rezidiv: 2–3 Zyklen Chemotherapie – Radiatio.

Die Chemotherapie beim Zervixkarzinom ist nur individuell anzuwenden und erfordert große Erfahrung. Der Grad der Remission ist durch Sonographie und CT zu objektivieren. Mögliche Therapieschemata zeigt Tabelle 10.4.

Tabelle 10.4. Chemotherapie beim Zervixkarzinom (mg/m²)

		[mg/m²]		
1.	Cisplatin	75	1. Tag	Infusion
	Bleomycin	20	1. Tag	i.v. (Bolus)
		20	1.–3. Tag	Infusion
2.	Cisplatin	50	1. u. 22. Tag	
	Mitomycin	10	2. Tag	
	Vincristin	1,0	1. u. 4. Tag	i.v.
	Bleomycin	15	1.–4. Tag	i.v.
3.	Cisplatin	50	1. Tag	i.v.
	Adriamycin	50	1. Tag	i.v.
	Cyclophosphamid	500	1. Tag	i.v.
4.	Cisplatin	100	2. Tag	Infusion
	Vincristin	2	1.–4. Tag	i.v.

10.4 Schmerztherapie

Nicht jeder Schmerz im Operationsgebiet oder in der Tumorausbreitung zuzuordnenden Region ist durch erneutes Krebswachstum bedingt. Schmerzen und Sensibilitätsstörungen bedürfen einer exakten Abklärung und sind, solange das Gegenteil nicht bewiesen ist, in Zusammenhang mit der Primärerkrankung zu bringen.

Periphere Empfindungsstörungen entstehen durch Schädigung sensibler oder gemischter Nerven bzw. eines Plexus. Die Ausdehnung der Sensibilitätsstörung entspricht der Ausdehnung des Verbreitungsgebietes des betroffenen Nervs. Schmerzempfindungen entstehen meist durch Irritation der entsprechenden Nerven. Es ist auch zu berücksichtigen, daß die Schmerzempfindlichkeit der Menschen normalerweise schon sehr verschieden ist. Spontane Schmerzen sind häufig neben den Tumorschmerzen durch Druck auf den Nervenstamm auch durch Nervitiden, Nervenverletzungen, Knochensporne, Narben oder spinalmeningitische Veränderungen bedingt. Häufig handelt es sich aber beim Tumorschmerz um dramatische Schmerzzustände, die je nach Sitz des Rezidivs ausstrahlen.

Für das Zervixkarzinom mit seiner Rezidivlokalisation im kleinen Becken werden zumeist der N. obturatorius, der N. genitofemoralis, der N. ischiadicus betroffen. Das führt zu brennenden, prickelnden und ziehenden Schmerzen, ausgehend vom kleinen Becken in die Genitalregion und die Oberschenkel hinein. Die Stärke der Schmerzempfindung hängt von der zentralnervösen Verarbeitung der Schmerzimpulse ab, wobei häufig die Persönlichkeitstruktur der Patientin eine entscheidende Rolle spielt. In der heutigen Zeit weiß die Patientin meist um den Zusammenhang von Schmerz und Progression der Erkrankung. Oft resultieren Angst und Bedrohung aus solchem Schmerzerleben, nicht selten Hoffnungslosigkeit und Selbstaufgabe.

10.4.1 Schmerzbehandlung

Allgemein gilt es, Schmerzfreiheit zu erreichen (bzw. einen Zustand, in dem der Schmerz als wenig belästigend empfunden wird). Generell stehen 3 Formen der Schmerzbehandlung zur Verfügung:

- medikamentöse Schmerztherapie,
- operative Verfahren zur Ausschaltung des Krebsschmerzes,
- Radiotherapie,
- transkutane elektrische Nervenstimulation.

Die systemisch-medikamentöse Schmerzbehandlung hat von allen Methoden die größte Bedeutung. Sie wird als Mono- und Kombinationstherapie oder regional durch peridurale Katheter gegeben. Besonders bei letzterer Form der Applikation empfiehlt es sich mit einem versierten Anästhesiologen zusammenzuarbeiten. Eine Radiotherapie kann perinervale Ödeme eindämmen und so partielle Schmerzfreiheit erzielen.

Operative Verfahren zur Schmerzbeseitigung (Cotte-Operation), die meist zur Durchtrennung von Nervenplexus führen, werden selten angewandt und sind risikoreich. Die transkutane Nervenstimulation kann in etwa einem Drittel der Fälle gute Ergebnisse erreichen, die aber nur temporärer Art sind.

10.4.2 Systemische Schmerzbehandlung

Meist erfolgt eine systemische Schmerzbehandlung als Kombinationstherapie. Dabei werden peripher wirksame und zentral wirksame Analgetika mit Spasmolytika und/oder Psychopharmaka kombiniert. Peripher wirksame Analgetika entwickeln ihre Wirkung über eine Hemmung der Prostaglandinsynthese und biogener Amine, was zu einer Erregungsminderung von Nozizeptoren führt. (Klasse 1) Die peripher wirksamen Analgetika können sowohl die Blockierung der Erregung der Schmerzrezeptoren wie auch die Blockierung der Sensitivierung dieser Rezeptoren wie auch deren Herrunterregulierung bewirken.

Dieser Einteilung liegt die Erkenntnis zugrunde, daß biologisch aktive Substanzen wie die Prostaglandine und die biogenen Amine, die bei entzündlichen Vorgängen und traumatischen Gewebsschädigungen freigesetzt werden, die Nozizeptoren nicht mehr zu erregen vermögen. Sie bewirken mitunter auch eine langzeitige Sensitivitätssteigerung und zwar schon in Dosen, in denen sie keine Schmerzimpulse auslösen. Die Nozizeptoren reagieren dann auch auf Reize, die sonst unwirksam sind. Dabei ist zu beachten, daß bei verschiedenen Typen von Läsionen unterschiedliche Mediatoren freigesetzt werden. Zur Verhinderung ihrer Wirkung können mehrere Wege beschritten werden. Gesucht werden Antagonisten, die die Synthese oder Freisetzung der Mediatoren hemmen oder aber ihre Wirkung am Rezeptor blockieren.

Zu den Substanzen, die die Nozizeptoren am stärksten erregen, gehört Bradykinin. Seine Beteiligung an entzündlich bedingten Schmerzen ist aber noch unklar, da ein spezifischer Antagonist noch nicht bekannt ist. Praktisch wichtig ist die mechanische Reizung dieser Rezeptoren (erhöhte Gewebsspannung, Bewegungen).

Zur Klasse 2 gehören u. a. nichtsteroidale Antiphlogistika (Acetylsalicylsäure u. a., Wirkung: Hemmung der Zyklooxygenase und damit der Prostaglandinsynthese in therapeutischen Dosen, Verhinderung der Heraufregulation von Rezeptoren). Nach Zellschädigung können Prostaglandine direkt freigesetzt werden, z. B. aus Endothelzellen (hauptsächlich Prostacyclin), oder indirekt unter Beteiligung der Neutrophilen und Makrophagen, vermittelt durch Interleukin-1 (IL-1) und den Thrombozytenaktivierungsfaktor (PAF = plättchenaktivierender Faktor). Glukokortikoide stimulieren die Sekretion des Lipomodulins, eines Phospholipase-A_2-Hemmers, durch die Makrophagen und hemmen die IL-1-Sekretion. Auf beiden Wegen unterdrücken sie die Prostaglandinsynthese und wirken dadurch primär analgetisch. Antagonisten des IL-1 und des PAF müßten gute Analgetika sein, die die Empfindlichkeitssteigerung der Rezeptoren verhindern. Als analgetisch im Sinne der Klasse 2 erwiesen sich ferner betaadrenerge Rezeptorenblocker und ein Dopaminrezeptorantagonist. Auch lokale Blockade der sympathischen Aktivität durch Guanethidin bewirkt Analgesie bei einigen peripheren Schmerzzuständen.

Die Klasse 3 umfaßt Metamizol, Opioide, die nur peripher wirken und kein Suchtpotential besitzen, sowie ein synthetisches Enkephalin. Diese Substanzen beseitigen eine durch PGE_2, $CaCl_2$ oder Isoprenalin stabilisierte Hyperalgesie. Sie scheinen auf die Nozizeptoren direkt einzuwirken ("Torschluß"). Handelt es sich dabei – wie vermutet wird – um eine Hemmung der cAMP-Akkumulation in den Nervenendigungen, so könnten Hemmer der Adenylatzyklase und Kalziumantagonisten eine neue Analgetikaklasse ("Nozizeptorenherunterregler") bilden.

Zentral wirkende Analgetika hemmen kompetitiv zentrale Rezeptoren (Rükkenmark, Gehirn) für körpereigene Opiate.

Spasmolytika senken den erhöhten Tonus der glatten Muskulatur und wirken krampflösend. Auch Psychopharmaka (Tranquilizer, Neuroleptika und Antidepressiva) lindern Schmerzen und haben einen positiven Einfluß auf Depression und Unruhezustände. Um eine effektive systemische Schmerzausschaltung zu erreichen, müssen die Einzeldosen hoch genug und die Abstände der Applikation kurz genug sein (Halbwertzeit). Eine unkomplizierte Applikationsform (rektal, oral) ermöglicht es der Patientin, sich das Medikament selbst zu verabreichen, die entsprechenden Abstände zu wählen und zuverlässig einzuhalten.

Durch die Selbstapplikation erreicht die Patientin eine hohe Selbständigkeit und Unabhängigkeit. Die Schmerzmittel sollten stufenweise mit milden Medikamenten beginnen. In jedem Falle ist ein individuelles Schema zu gestalten.

Ziel der Schmerztherapie muß die Verbesserung der Lebensqualität sein. Durch die Kombination von Präparaten verschiedener Substanzgruppen ist eine Dosisreduktion des Einzelmedikamentes zu erreichen, wodurch sich insbesondere die Nierenbelastung reduzieren läßt. Substanzgruppen und Dosierungsvorschläge sind der folgenden Übersicht zu entnehmen:

1. Peripher wirksame Analgetika
   - Antipyretisch-antiphlogistisch wirksam:

Acetylsalicylsäure (Aspirin, etc.)	2- bis 4mal	500 mg/d
Diclofenac (Voltaren)	3- bis 4mal	50 mg/d
Indometacin	3- bis 6mal	50 mg/d
– Nicht antipyretisch wirksam:		
Paracetamol	4- bis 6mal	500–1000 mg/d
– Phenacetin (cave: Niere!)	2- bis 3mal	125mg/d
Analgin	4mal	500 mg/d
Gelonida NA	2- bis 4mal	
Oramon (DDR-Präparat)		

2. Zentral wirksame Analgetika
   - kurzwirkend (zur initialen Schmerzbekämpfung):

Pethidin	3- bis 4mal	100 mg/d
Derelin	3mal	150 mg/d
– Opiatantagonistisch (bei schweren Schmerzzuständen):		
Pentazocin	2- bis 6mal	25–50 mg/d
Tilidin	3mal	100 mg/d
Buprenorphin	3mal	0,3 mg/d
– stark wirkend und sedierend (atemdepressiv):		
Hydromorphon	3- bis 4mal	1–2 mg/d
– Morphin	nach Bedarf	

Spasmolytika und Psychopharmaka sind den leichten und mittelschweren peripheren Analgetika zuzuordnen, mit denen ein additiver Effekt zu erzielen ist.

Periduralkatheter sind durch in dieser Methode versierte Ärzte zu legen. Eine Applikation ist nach entsprechender Schulung und häuslicher Pflege auch durch Familienangehörige möglich. Die Lage des Katheters ist allerdings zu kontrollieren. In der Finalphase ist mit Schmerzmitteln nicht zu sparen, um der Patientin einen würdigen Tod zu ermöglichen.

Literatur

Abell MR (1973) Invasive carcinomas of the uterine cervix. In: Norris HJ, Hertig AT, Abell MR (eds) The uterus. Int Acad Path Monogr, New York, pp 413–418

Baltzer J (1978) Die operative Behandlung des Cervixcarcinoms. Habilitationsschrift, München

Baltzer J, Kaufmann C, Ober KG, Zander J (1980) Komplikationen bei 1092 erweiterten abdominalen Krebsoperationen mit obligatorischer Lymphonodektomie. Geburtshilfe Frauenheilkd 40:1

Baltzer J, Koepcke W, Lohe KJ, Ober LG, Zander J (1982) Age and 5-years survival rates in patients with operated carcinoma of the cervix. Gynecol Oncol 14:220

Beecham CT, Beiler DD (1976) Behandlung des Cervicalcarcinoms (Treatment of cervical carcinoma). Am J Obstet Gynecol 124:281–284

Belinson JL, Goldberg MI, Averette HE (1979) Paraaortic lymphonodectomy in gynecologic cancer. Gynecol Oncol 7:188

Benedet JL, Turko M. Boyes DA et al. (1980) Radical hysterectomy in the treatment of cervical cancer. Am J Obstet Gynecol 137:254–262

Berek JS (1981) Adenocarcinoma of the uterine cervix. Cancer 48:2734

Berget A, Andersson B, Bock JE et al. (1987) Outpatient treatment of cervical intra-epithelial neoplasia. The CO_2 laser versus cryotherapy, a randomized trial. Acta Obstet Gynecol Scand 66:531–536

Bernaschek G, Schaller A (1983) Operieren oder Bestrahlen des Cervixcarcinoms im Stadium IIb. Geburtshilfe Frauenheilkd 43:755

Boice CR, Freedman RS, Herson J, Wharton JT, Rutledge FN (1982) Bleomycin and mitomycin C (BLM-M) in recurrent squamous uterine cervical carcinoma. Cancer 49:2242

Boronow RC (1977) Stage I cervix cancer and pelvic node metastasis. Special reference to the implications of the new and the recently replaced – FIGO classifications on Stage Ia Am J Obstet Gynecol 127/2:135–137

Boyes DA, Worth JA, Fidler HK (1970) The results of treatment of 4389 cases of preclinical cervical squamous carcinoma. J Obstet Gynaecol Bri Commonw 80:673

Brin EN, Schiff M, Weiss RM (1975) Palliative urinary diversion for pelvic malignancy. J Urol 113:619

Buchsbaum HJ (1979) Extrapelvic lymphnode metastasis in cervical carcinoma. Am J Obstet Gynecol 133:814

Carlson JA, Day TG, Allegra JC (1984) Methyl-CCNu, doxorubicin, and cis-diaminediclororoplatinum II in the management of recurrent and metastatic squamous carcinoma of the cervix. Cancer 54:211

Carlson JA et al. (1981) Intraarterial cis-Platinum in the management of squamous all carcinoma of the uterine cervix. Gynecol Oncol 12:92–98

Cavins JA, Geisler HE (1978) Treatment of advanced unresectable cervical carcinoma already subjected to complete irradiation therapy. Gynecol Oncol 6:256

Chan WK, Aroney RS, Levi JA (1982) Four drug combination chemotherapy for advanced cervical carcinoma. Cancer 49:2437

Chung CK, Nahhas WA, Stryker JA et al. (1980) Analysis of factors contributing to treatment failures in stages IB and IIA carcinoma of the cervix. Am J Obstet Gynecol 138/5:550–556

Chung CK, Stryker JA, Ward SP, Nahhas WA, Mortel R (1981) Histologic grade and prognosis of carcinomas of the cervix. Obstet Gynecol 57:636

Deutsch M, Parsons JA (1974) Radiotherapy for carcinoma of the cervix recurrent after surgery. Cancer 34:2051–2055

De Moor NG, Berry AV (1976) Cancer of the cervix. Factors of significance in the prognosis. S Afr Cancer Bull 20:152–158

De Vita VT jr, Wassermann TH, Young RC, Carter SK (1976) Perspectives on research in gynecologic oncology: treatment protocols. Cancer 38/1(Suppl):509–525

Felix N, Rutledge, Taylor Wharton J, Fletcher H (1976) Klinische Untersuchungen mit zusätzlicher Chirurgie und Strahlentherapie bei der Behandlung des Cervix-Carcinomes. Cancer 38(Suppl):596–602

Feroze RM (1976) Surgical treatment of stage II carcinoma of the cervix. Proc R Soc Med 69:675

Friedberg V, Herzog RE (1986) Die Therapie des Zervixkarzinoms. In: Käser O (Hrsg) Gynäkologie und Geburtshilfe. Thieme, Stuttgart New York, S 134–157

Gitsch E (1976) Radioisotopisch kontrollierte Radikaloperation beim Zervixkarzinom. Acta Obstet Gynecol Scand 55:461–465

Goellner JR (1976) Carcinoma of the cervix. Clinicopathologic correlation of 196 cases. Am J Clin Pathol 66:775–785

Goldson AL, Delgado G, Hill LT (1978) Intraoperative radiation of the paraaortic nodes in cancer of the uterine cervix. Obstet Gynecol 52:713–717

Guthrie RT, Buchsbaum HJ, White AJ, Latourette HB (1974) Paraartic Lymph node irradiation in carcinoma of the uterine cervix. Cancer 34:166–168

Hahhas WA, Chung CK, Stryker JA et al. (1981) Relationship between histologic grading and extrapelvic nodal metastases in cervical carcinoma. Gynecol Oncol 11:191–194

Hoskins WJ, Ford JH jr, Lutz MH et al. (1976) Radical hysterectomy and pelvic lymphadenectomy for the management of early invesive cancer of the cervix. Gynecol Oncol 4:278–290

Hugh RK, Barber RC Kwon TH (1975) Current status of the treatment of gynecologic cancer by site ovary! American Cancer Soc National Cancer Conf Gynecology Philadelphia, 18.–20. IX

Junor EJ, Symonds RP, Watson ER, Lamont DW (1989) Survival of younger cervical carcinoma patient treated by radical radiotherapy in the West of Scotland 1964–1984. Br J Obstet Gynaecol 96:522–528

Kobayashi K, Fujuu N, Shiotsuka Y, Sahashi T, Hayashi M, Hayashi S (1977) Infiltration cervical muscularis with the cancer of cervix uteri and prognosis; Based on the muscular structure of the cervix (mit engl. Zusammenfassung). Acta Obstet Gynecol Jpn 29:495–499

Kovacic J, Novak F, Stucin M, Cavic M (1976) The place of Schauta's radical vaginal hysterectomy in the therapy of cervical carcinoma. Gynecol Oncol 4:33–37

Lee Y-N, Wang KL, Lin M-H et al. (1989) Radical hysterectomy with pelvic lymph node dissection for treatment of cervical cancer: a clinical review of 954 cases. Gynecol Oncol 21:135–142

Lepanto L, Littman P, Mikuta J, Davis L, Celebre J (1975) Treatment of paraaortic nodes in carcinoma of the cervix. Cancer 35:1510

Pearson SE, Whittaker J, Ireland D, Monaghan JM (1989) Invasive cancer of the cervix after laser treatment. Br J Obstet Gynaecol 96:486–488

Reagan JW, Fu YS (1979) Histologic types and prognosis of cancer of the uterine cervix. Int J Radiat Oncol Biol Phys 5/7:1015–1020

Rochard F, Michel G, Castaingne D, Lacour J (1980) Place de la chirurgie dans les concers du col uterin stade III. Bull Cancer (Paris) 67:63–69

Rutledge FN, Wharton JT, Fletscher GH (1976) Clinical studies with adjunctive surgery and irradiation therapy in the treatment of carcinoma of the cervix. Cancer 38:1(suppl)596–602

Sall S, Pineda AA, Calanog A, Heller P, Greenberg H (1979) Surgical treatment of stages IB and IIA invasive carcinoma of the cervix by the radical abdominal hysterectomy. Am J Obstet Gynecol 134:442–446

Sato H, Matsuda M, Ikuta M et al. (1977) The follow-up study on carcinoma of the uterine cervix. In Japanese, summary in English) Therapeutics (Tokyo) 31/9:934–938, 886

Soeters R, Bloch B, Levin W, Dehaeck CMD, Goldberg G (1989) Kombinierte Chemotherapie und Radiotherapie bei Patientinnen mit fortgeschrittenen Plattenepithelkarzinom der Cervix (cis Platinum Bleomycin Vinblastin). Gynecol Oncol 33:44 45

Surwit E, Fowler WS jr, Palumbo L, Koch G, Gjertsen (1976) Radical hysterectomy with of without preoperative radium for stage IB squamous cell carcinoma of the cervix. Obstet Gynecol 48:130–133

Tobilevich VP, Simbirtseva LP, Sediva TI (1976) The prognosis in radiotherapy of patients with local recurrences of cervical cancer. Vop Onkol 22/10:32–37

Tulzer H, Kupka S (1976) Über den Wert der obligatorischen Lymphonodektomie bei der Wertheimschen Radikaloperation. Geburtshilfe Frauenheilkd 36:493–500

Ueki M, Kitsuki K (1988) Clinical evaluation on contact Nd-YAG laser therapy for dysplasia and early cancer of uterine cervix. Acta Obstet Gynaecol Jpn 40:1826–1832

Vesterinen E, Forss M, Nieminen U 81989) Increase of cervical adenocarcinoma: a report of 520 cases of cervical carcinoma including 112 tumors with glandular elements. Gynecol Oncol 33:49–53

Walk T, Voigtländer J-M, Schindler AE (1974) Die Bedeutung des Zeitintervalls zwischen Konisation und Hysterektomie. Geburtshilfe Frauenheilkd 34/10:838–841

Webb MJ, Symmonds RE (1979) Wertheim hysterectomy a reappraisal. Obstet Gynecol 54:140–145

Woodman CRJ, Jorda JA, Wade-Evans T (1984) The management of vaginal intraepithelial neoplasia after hysterektomy. Br Obstet J Gynecol 91:707

Yamagata S, Green GH (1976) Radiation induced immune changes in patients with cancer of the cervix. Br J Obstet Gynecol 83:400–408

Zander J (1983) Carcinoma of the cervix: an attempt to individualize treatment. Results of a 20-year cooperative study. Am J Obstet Gynecol 139:752

Zander J, Baltzer J 81986) Die Individualisierung der Behandlung gynäkologischer Krebse. In: Melchert F, Beck L, Hepp H, Knapstein PG, Kreienberg R (Hrsg) Aktuelle Geburtshilfe und Gynäkologie. Springer, Berlin Heidelberg New York Tokyo, S 453–467

11 Zervixkarzinom und Schwangerschaft

Trotz ständig fallender Inzidenz- und Mortalitätsraten ist beim Zervixkarzinom seit den frühen 70er Jahren ein Anstieg der Mortalität und Inzidenz bei jungen Patientinnen unter 35 Jahren zu verzeichnen. Das kann zum einen ein Screeningeffekt sein, zum anderen aber auch einen echten Anstieg der Neuerkrankungen darstellen. Das heißt, daß die Zervixkarzinomkrankheit und ihre Früh- und Vorformen in der reproduktiven Phase der Frau und damit auch in der Schwangerschaft auftreten.

11.1 Diagnostik und Therapie intraepithelialer Veränderungen (CIN I-III)

Zunächst sind verschiedene Fragen zur Schwangerschaft zu stellen und zwar hinsichtlich

- Gestationsalter,
- Alter der Patientin
- Parität,
- Sterilitätsbehandlung,
- Risikogruppenzugehörigkeit, Zervixinsuffizienz, drohender Frühgeburt.

Danach muß der Gynäkologe die Frage nach der Sicherheit der zytologische Diagnose beurteilen und ggf. zunächst lokale Entzündungen behandeln, um danach erneute zytologische Abstriche getrennt nach Portio und Zervikalkanal, evtl. unter kolposkopischer Sicht, zu entnehmen. Sollten sich die pathologischen Befunde wiederholen (ab III D), ist eine gezieltere Diagnostik zu betreiben.

Diese wird in der Regel (bei Sitz der Veränderungen an der Portio uteri und nicht belasteter Schwangerschaft) in der flachen Konisation bestehen. Für uns hat sich vorher die Anlage einer Cerclage nach McDonald bewährt. Bezüglich der Aufarbeitung und Beurteilung gelten die gleichen Kriterien wie außerhalb der Schwangerschaft.

In seltenen Fällen, so bei Hochrisikogravidität, bei mehreren Fehlgeburten u. ä., sind die diagnostische Maßnahmen auf eine Portioabschabung und eine vorsichtige Zervixkürettage zu begrenzen; dabei sollte vorher die Länge des Zervikalkanals vaginosonographisch gemessen und der untere Eipol beschrieben werden. Die weitere Kontrolle erfolgt bei allen CIN-Formen durch kurzfristige zytologische Kontrollen. In diesen Fällen sollte man sich dann nach Abschluß des Wochenbettes zu einer Konisation zwecks definitiver Abklärung der Diagnose entschließen.

Die Konisation, die diagnostischen Eingriffe bzw. zytologischen Kontrollen bei Gravidität gehören in die Hand von Spezialistenteams. Bei fortgeschrittenen Graviditäten sollten nach Eingriffen an der Portio Tokolytika zum Einsatz kommen.

Hinsichtlich der Konisationstechnik ist die Laserkonisation mit einem CO_2-Laser anzuraten (gegebenenfalls in ein solches Zentrum überweisen). In jedem Falle sind bei konservativem therapeutischen Vorgehen in der Gravidität mehrere zytologische Kontrollen anzusetzen, die möglichst von einem versierten Zytologen begutachtet werden sollten. Falls eine konservative Diagnostik durchgeführt wurde (Portioabschabung), lehnen wir die Laservaporisation ab, da sie zu Einschränkungen in der weiteren Diagnostik führt. Bei weiter fortgeschrittener Schwangerschaft ist die Lungenreife des Ungeborenen zu induzieren.

11.2 Diagnostik und Therapie invasiver Veränderungen

Auch hierbei sind Schwangerschaftsalter und Grad der invasiven Veränderungen von therapiebestimmender Bedeutung. Inzwischen gilt als gesichert, daß eine Schwangerschaft die Prognose des Zervixkarzinoms nicht ungünstig beeinflußt. Die Therapieform ist demzufolge diesselbe wie außerhalb der Schwangerschaft. Zu berücksichtigen ist allerdings der Fetus.

Bei früher Stromainvasion kann eine Konisation während der Schwangerschaft als ausreichend angesehen werden. Ähnliches kann bei Kinderwunsch und ausreichend im Gesunden konisiertem Befund gelten. Bei makroinvasiven Karzinomen erfolgt die Therapie im 1. Trimenon nach Abbruch der Schwangerschaft stadiengemäß (Tabelle 11.1).

Im 2. Trimenon ist die Entscheidung kompliziert und muß die gesamte Familiensituation mit berücksichtigen. Wir tendieren zu der Meinung, daß das Leben der Mutter entscheidend ist. Bei lebensfähigem Kind sollte dieses von der operativen Therapie per Sectio caesarea entbunden werden, wobei die Lungenreife vorher induziert werden muß. Ähnliches gilt für das frühe 3. Trimenon. Dabei sollte die Sectio durchgeführt, der Uterus suprazervikal abgesetzt und bei operablen Fällen

Tabelle 11.1. Therapieschema bei invasivem Zervixkarzinom und Gravidität (1. Trimenon)

Stadium	Therapie			
	Abbruch	Konisation	Radikaloperation	Radiatio
pT_{1a1}	–	+	–	–
pT_{1a2}	(+)	+	(+)	–
T_{1b}	+	–	+	(+)
T_{2a+b}	+	–	+	(+)

Tabelle 11.2. Therapieschema bei invasivem Zervixkarzinom und Gravidität (2./3. Trimenon)

Stadium	Therapie			
	Konisation	Sectio	Radikaloperation	Radiatio
pT_{1a1}	+	–	–	–
pT_{1a2}	+	(+)	(+)	–
T_{1b}	–	+	+	(+)
T_{2a+b}	–	+	+	+

die Radikaloperation angewandt werden. Als Alternativtherapie käme nach supra-zervikaler Uterusamputation die Strahlentherapie in Frage (Tabelle 11.2).

Bei invasiven Zervixkarzinomen ist der vaginale Entbindungsweg absolut kontraindiziert.

Folgetherapien richten sich nach Ausbreitung und Lymphknotenbefall.

12 Akute Situationen

Notsituationen bei unbehandeltem oder behandeltem Zervixkarzinom treten zumeist in der präterminalen oder terminalen Phase der Krankheit auf. Selten sind sie Folgezustand der Strahlentherapie. Nur gelegentlich tritt eine Notsituation unverhofft ein, häufig sind dem Arzt Vorboten bekannt. Bei jeder Notsituation muß der Arzt im Sinne der Patientin entscheiden, welche Maßnahmen nötig sind. Auch palliative Maßnahmen können die Lebensqualität der Patientin bessern, jedoch ist in der Terminalphase über das Maß der modernen intensivmedizinischen Verfahren und den technischen Aufwand sehr genau zu beraten.

Im folgenden sollen einige Notfallsituationen beim Zervixkarzinom kurz besprochen und Therapiemöglichkeiten dargelegt werden.

Akute und chronische respiratorische Insuffizienz (beim Zervixkarzinom selten)

Ursache: Meist Obstruktion der Trachea und Bronchien.
Symptome: Husten, Dyspnoe, Respiratorischer Stridor.
Diagnostik: Thoraxröntgen a.–p., evtl. Bronchoskopie.
Therapie: Palliative Tumorreduktion durch Lasertherapie intratracheal.
Komplikation: Akute Lungenblutung, meist besteht Inoperabilität.

Zytostatikainduzierte Lungenveränderungen (Lungenfibrose, Alveolitis)

Ursachen: Bleomycin, Cyclophosphamid, Methotrexat u. a.
Symptome: Akute Dyspnoe mit Hypoxie, Fieber, Husten.
Diagnostik: Röntgenaufnahme a.–p.
Therapie: Glucocorticoide, prophylaktisch Antibiotika.

Pathologische Frakturen (beim Zervixkarzinom selten)

Behandlung erfolgt in Zusammenarbeit mit dem Orthopäden (Operation bei isolierter Metastase möglich).

Gastrointestinale Obstruktionen (Ileus gelegentlich auch unter Strahlentherapie beobachtet)

Ursachen: Postoperative Adhäsionen, Tumorobstruktionen, Strahlentherapie.
Symptome: typische Subileus- und Ileussymptomatik, selten akut auftretend.
Therapie: Operative Intervention, Parasympatikomimetika.

Akutes Nierenversagen, Urämie

Ursachen: Tumorobstruktion der Ureteren in Höhe des knöchernden Beckens; Zytostatikaüberdosierung.

Symptome: Anstieg der harnpflichtigen Substanzen, Verminderung der Kreatininclearence, Foetor uraemicus.
Therapie: Bei Tumorobstruktion kaum kurative Möglichkeiten. Bei gutem Allgemeinzustand Nephrostomie erwägen. (Keine invasiven intensivmedizinischen Maßnahmen!)

Hämorrhagische Zystitis

Ursachen: Strahlenfolgen, Zytostatikaüberdosierung, keine ausreichende Diurese bei Zytostatikatherapie.
Symptome: Blasentenesmen, Pollakisurie, Dysurie, Mikrohämaturie, Makrohämaturie, Blasentamponade, Urosepsis.
Diagnostik: Urinsediment, Zystoskopie.
Therapie: Flüssigkeitszufuhr, ausreichende Diurese, Blasenkatheter (doppelläufig), Blasenspülung, Instillation ölhaltiger Emulsionen.

Blutung

Ursachen: Tumorarrosion, gelegentlich als Folge von Zytostatikaüberdosierung; Gerinnungsdefekt (zunächst Verlustkoagulopathie, dann Verbrauchskoagulopathie).
Therapie: Tamponade mit Antifibrinolytikum (straff); Katheter (Cave Embolisierung!)

Sepsis

Ursachen: Häufig Obstruktionen, aszendierende urologische Infektion (begünstigt durch Chemo- und Radiotherapie), Senkung der immunologischen Abwehr durch die Krebserkrankung. Oft auch Hospitalinfektion nach intensivtherapeutischen Maßnahmen (Pilze, Staphylococcus aureus, Streptokokken, Klebsiella, Pseudomonas aeruginosa).
Therapie: Systemische Antibiotikatherapie (nach Resistenzbestimmung) hygienische Maßnahmen, Ausgleich der Blutfaktoren.

13 Prognose und Heilungsergebnisse

Die Prognose der Karzinomkrankheit hängt von vielfältigen und zum Teil sehr unterschiedlichen Faktoren ab. Sie liegen zum einen im Tumor selbst und sind zum anderen im Trägerorganismus begründet (Tabelle 13.1).

Über die Bedeutung der meisten Prognosekriterien liegt gesichertes Wissen vor.

Tabelle 13.1. Prognosevariablen

Tumorbedingt	Organismus
Metrische Ausdehnung	Alter der Patientin
Gefäßbeteiligung	Degenerative und chronische
Erkrankungen	
Lymphgefäßeinbruch	Allgemeinzustand
Fernmetastasen	Soziales Umfeld
Differenzierungsgrad des Tumors	Psychische Situation
Invasionsfront des Tumors	Immunstatus (Immunmangelsyndrome)
Kleinzellige Infiltration	
Biochemische Veränderungen am Randsaum (Kathepsin)	

13.1 Metrische Ausdehnung

Allgemeines Maß der metrischen Ausdehnung ist die Festlegung in der Stadienklassifikation. Allerdings kommt es in einem nicht unbeträchtlichen Teil der Fälle zu einem Über- oder Understaging. Gleiches gilt für die kontinuierliche und diskontinuierliche Ausbreitung (s. Kap. 7). In etwa 15–35% der Fälle im Stadium I

Tabelle 13.2. Tumordurchmesser und Lymphknotenstatus. (Nach Friedberg u. Beck 1969)

Tumordurchmesser [mm]	Lymphknotenbefall [%]
10	6,6
20	27,2
30	33,3
> 30	50,0

Tabelle 13.3. 5-Jahres-Heilungsergebnisse pro Stadium

Stadium			5-Jahres-Heilung [%]
pT_{1a}	N_0	M_0	95–99
pT_{1b}	pN_0	M_0	80–90
pT_1	pN_1	M_0	50–60
pT_1	pN_0	M_0	45–50
pT_2	pN_1	M_0	25–35

findet präoperativ eine Fehlklassifikation statt. Der wichtigste Prognosefaktor ist aber die Tumorgröße. Mit der Tumorgröße nimmt der Lymph- und Gefäßeinbruch fast linear zu (Tabelle 13.2).

Besonders wichtig ist in diesem Zusammenhang die Festlegung des Tumors Zervixquotienten. Trotz eines festgelegten Stadiums I soll ein deutliches Ansteigen der Metastasierung bei einem Index von über 30% einsetzen. Diese Unterschiede verwischen sich aber in fortgeschritteneren Stadien. – Histologisches und klinisch determiniertes Tumorstadium stimmen in 2 Dritteln aller Fälle überein (Baltzer et al. 1982).

Gleichfalls ist der Wachstumstyp für die Prognose bedeutsam. Endophytäres Tumorwachstum führt schneller und häufiger zu Parametriumbefall und damit zur Metastasierung als exophytäres Wachstum. Die Prognose der Zervixkarzinomkrankheit verschlechtert sich bei Befall der regionären Lymphknoten um 25–35% (Tabelle 13.3).

Entsprechend der Wachstumszone des Tumors gilt, daß bei fingerförmiger Infiltration der Geschwulst in die Umgebung die Prognose deutlich schlechter als bei den Tumoren ist, die eine plumpe oder breitbasige Infiltrationszone aufweisen. Breite lymphozytäre Randsäume um die Geschwulst sind prognostisch günstiger einzuordnen.

Damit stellt die reine Beschreibung der Metrik anhand der klinischen oder postoperativen Stadienklassifikation kein sehr zuverlässiges Prognosemerkmal für die Gesamtgruppe der Stadium-I-Patienten dar: Diese Gruppe ist eher heterogen, und jeder Patient besitzt anhand seiner Tumorparameter eine Individualprognose. – Allerdings steht uns auch heute noch keine andere Methode zur Verfügung, die dem Kliniker exakter die Individualprognose beschreibt (Lovecchio et al. 1989).

13.2 Reifegrad des Tumors

In der 4. Auflage der TNM-Klassifikation werden statt bisher 3 jetzt 4 Reifegrade angegeben. Die Bedeutung der Reifegrade für die Prognose wird unterschiedlich angegeben. Sie hängt wohl sehr von den Fähigkeiten des Pathologen und dem untersuchten Gewebsstück ab, da nicht jeder Tumor uniform reif bzw. unreif im-

Tabelle 13.4. 5-Jahres-Heilung pro Stadium und Reifegrad bei 256 operierten Zervixkarzinomen

Stadium	[%]
pT_{1a2}	98,7
pT_{1b}	71,0
- reifzellig	100,0
- mittelreif	85,0
- unreif	21,6
$pT_{2a, b}$	42,9
- reifzellig	100,0
- mittelreif	63,6
- unreif	4,7

poniert. Patientinnen mit kleinzelligen, unreifen Karzinomen gleicher Stadien haben eine um 20–30% schlechtere Prognose als solche mit reifzelligen (die auch eine um 10–15% bessere Prognose als Patientinnen mit gemischten Reifegraden haben) (Tabelle 13.4).

Unreifzellige Tumoren zeigen eine geringere kleinzellige Infiltration in der Umgebung als reifzellige. Reifzellige Tumoren weisen eine länger Tumorreduplikationszeit auf. Prognostisch ist auch bedeutsam, ob sich die unreifen Tumoranteile am Rand des Tumors oder im Zentrum befinden (Karlow 1977).

Reine Adenokarzinome zeigen nach unseren Beobachtungen an 110 Adenokarzinomen der Cervix uteri im Stadium I und II eine um 10% bessere Prognose als reine Plattenepithelmalignome oder Mischformen.

13.3 Lymphknotenmetastasierung

Tumorzellembolie in den Lymphgefäßen sowie Mikro- und Makrometasierung in die Lymphknoten zeigen ebenfalls deutliche prognostische Unterschiede. Während sich die Prognose bei Lymphknotenembolisierung nur um etwa 5–7% verschlechtert, geht sie bei Mikrometastasen um etwa 20% und bei Makrometastasen um etwa 30% zurück.

13.4 Rezidive

Die Rezidivhäufigkeit steigt deutlich mit den beschriebenen negativen Tumorparametern an. Bei Frührezidiven (innerhalb von 2 Jahren) treten gehäuft prognostisch ungünstige Parameter auf (Köhler u. Platzbecker 1976). Je weniger diese Parameter vorhanden sind, desto größer ist das rezidivfreie Intervall bzw. die Chance der lokalen Heilung (Tabelle 13.5; Abb. 13.1 und 13.2).

Tabelle 13.5. Rezidive pro Stadium und Reifegrad

Rezidivverteilung		[%]
Insgesamt	67/251	26,6
Stadium pT_{1b}	38/131	29,0
- reifzellig	–	–
- mittelreif	11/69	15,9
- unreif	27/36	75,0
Stadium $pT_{2a,\,b}$	28/49	57,1
- reifzellig	–	–
- mittelreif	8/22	36,3
- unreif	22/21	95,2

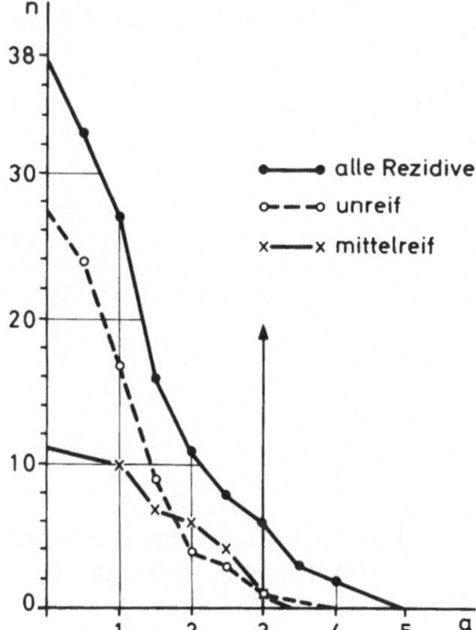

Abb. 13.1. Zeitliches Auftreten der Rezidive entsprechend dem Reifegrad im Stadium pT_{1b}

13.5 Lebensalter

Entsprechend dem Lebensalter und der damit zusammenhängenden Involution des Uterus ist der Zervix-Tumor-Quotient bei älteren Patientinnen häufig ungünstig (in 1/3 der Karzinomfälle jenseits der Menopause ist das Corpus uteri befallen). In diesem Lebensalter treten auch öfter reifzellige Karzinomtypen auf als bei jüngeren Frauen unter 40 Jahren (Abb. 13.3).

Besonders ungünstig ist die Prognose, wenn die Karzinomkrankheit bei Frauen unter dem 30. Lebensjahr auftritt. Hierbei finden sich häufiger regionäre Lymphknotenmetastasen als bei älteren Frauen (Abb. 13.4). Allerdings liegt die Operabilität junger Frauen um den Faktor 3 höher als bei Patientinnen über 50 Lebensjahren (Martimbeau et al. 1978).

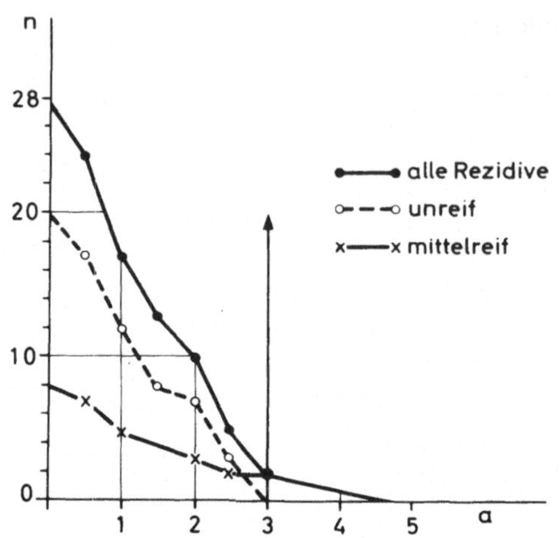

Abb. 13.2. Zeitliches Auftreten der Rezidive entsprechend dem Reifegrad in den Stadien pT_{2a} und pT_{2b}

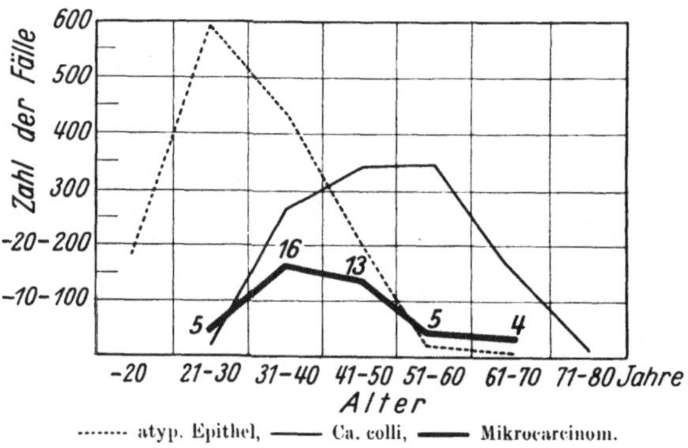

Abb. 13.3. Altersverteilung bei 43 Mikrokarzinomen im Vergleich

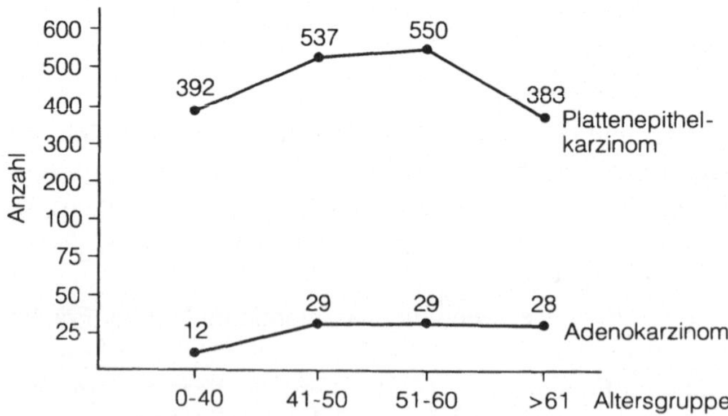

Abb. 13.4. Altersverteilung beim Plattenepithel- und beim Adenokarzinom

13.6 Allgemeinzustand

Dieser wird sehr durch vorhandene degenerative und chronische Begleiterkrankungen sowie vom psychosozialen Umfeld bestimmt. An 2105 Patientinnen mit Plattenepithelkarzinom konnten wir zeigen, daß Patientinnen mit höherem Tumorstadium auch einen schlechteren Allgemeinzustand aufweisen, was nicht nur der allgemeinen Tumorkachexie zuzuordnen war. Es traten bei diesen Patientinnen auch signifikant häufiger chronische Allgemeinerkrankungen auf.

13.7 Immundefizit

Schon seit langem ist bekannt, daß eine immunsuppressive Therapie die Tumorangehrate im Tierexperiment fördert. Diese Beobachtungen lassen sich auch bei Transplantationspatienten bestätigen.

Durch den erschreckenden Anstieg der HIV-Infektion liegen weitere Bestätigungen vor. Dabei führt diese Erkrankung bekanntlich zu einem Verlust von T-Zell-gebundener Immunität (häufige Konkordanz mit Kaposi-Sarkom und malignen Lymphomen).

Durch die HIV-Infektion kommt es auch zu einer höheren Infektion mit HPV. Bei Frauen mit HIV-Infektionen treten 10- bis 15mal höhere Raten an pathologischen Zervixabstrichen auf und in 5–10% aller Fälle ein Carcinoma in situ bzw. invasives Karzinom. Diese Ergebnisse unterstreichen die Bedeutung der humoralen immunologischen Faktoren für eine Karzinomkrankheit.

13.8 Behandlungsergebnisse

Die Behandlungsergebnisse werden beim Zervixkarzinom anhand der Fünfjahresüberlebensrate angegeben, da mit Spätmetastasierung oder Spätrezidiven nur in seltenen Fällen zu rechnen ist. Hierbei sind allerdings Stadium und Therapieform zu berücksichtigen (Tabelle 13.6 und 13.7). So werden heute im Stadium I_b bei alleiniger Radikaloperation Fünfjahresheilungen von 80–85% erreicht (Nieminen et al. 1977; Ulm et al. 1975; Kessler 1976).

Tabelle 13.6. Lymphknotenstatus und 5-Jahres-Heilung (UFK-Charité)

	N_0 [%]	N_{1-3} [%]	N_{-5} [%]	$> N_5$ [%]
pT_{1b}	89	75	54	35
pT_{2a}	80	72	50	32
PT_{2b}	77	60	55	31

Tabelle 13.7. Lymphknotenstatus. (Nach Friedberg u. Beck 1989)

	Regionäre Lymphangiosis carcinomatosa des Tumorrands	Parametrane Lymphangiosis carcinomatosa	Hämangiosis carcinomatosa
Lymphknoten positiv [%]	40,5	68	74
Lymphknoten negativ [%]	15,4	15,1	25,6

Nach alleiniger Strahlentherapie werden 75% der Fälle geheilt, wobei zu berücksichtigen ist, daß mit dieser Therapieform häufig Patientinnen behandelt werden, die aufgrund der Allgemeinsituation als inoperabel eingestuft werden müssen. Dies beeinflußt wiederum die Prognose, so daß (auch aufgrund des nicht zu bestimmenden postoperativen Stadiums) die Ergebnisse nicht unmittelbar miteinander vergleichbar sind. – Die Heilungsergebnisse verschlechtern sich nach Untersuchungen von Baltzer et al. (1982), wenn Zusatztherapien, etwa die Strahlentherapie der Primärtherapie folgen. Allgemein werden solche Zusatzmaßnahmen aber bei Vorliegen negativer Prognosekriterien angewandt.

Bei der Angebe von Fünfjahresheilungen handelt es sich aber immer um eine Gruppenprognose, die für den individuellen Fall keinerlei Bedeutung besitzt: Jede Therapieplanung muß die jeweiligen Gegebenheiten von Tumor und Wirt berücksichtigen, die wiederum die Individualprognose bestimmen.

Abschließend sei gesagt, daß aus Untersuchungen in der DDR hervorgeht, daß in spezialisierten Zentren behandelte Patienten eine um 10% bessere Prognose aufweisen als solche in kleineren Einrichtungen, in denen weniger als 20 Radikaloperationen pro Jahr durchgeführt werden.

13.9 Zusammenfassung

- Die Prognose der Tumorerkrankung wird vom Tumor und dem Wirtsorganismus bestimmt.
- Als wichtigste Kriterien gelten die Tumorausdehnung, die Metastasierung, der Differenzierungsgrad des Tumors, das Alter der Patientin und der Immunstatus.
- Die Prognose ist nur individuell abzuschätzen. Die Gruppenprognose kann allerdings einen Hinweis auf die Leistungsfähigkeit des behandelnden Zentrums geben.

Literatur

Adeock LL, Julian TM, Okagaki T, Jones TK (1982) Carcinoma of the uterine cervix FIGO stage IB. Gynecol Oncol 14:199–208

Baltzer J, Koepcke W, Lohe KJ, Ober KG, Zander J (1982) Age and 5-years-survival rates in patients with operated carcinoma of the cervix. Gynecol Oncol 14:220–224

Boronow RC, Hickman T (1977) A comparison of two radiation therapy, treatment plans for carcinoma of the cervix. II. complications and survival rates. Am J Obstet Gynecol 128:99–105

Christensen A, Fogilmann R (1976) Cervical carcinoma stage I and II treated by primary radical hysterectomy and pelvic lymphadenectomy. Acta Obstet Gynecol Scand (Suppl) 58:5

Friedberg, Beck L (1989) Geburtshilfe Frauenheilkd 5:423

Holzer E (1977) Behandlungsergebnisse bei Carcinoma in situ und frühinvasiven Stadien des Zervixkarzinoms an der Universitätsfrauenklinik Graz von 1958 bis 1973. Wien Med Wochenschr 127:534–536

Kaether M, Franz G Behandlungsergebnisse von Kollumkarzinomen im Zeitraum 1962–1966. Zentralbl Gynäkol 97:1537–1548

Karlow T (1977) Remote results of extended hysterectomy by Wertheim's method with resection of pelvis in Ist stage cancer of the uterine cervix (Bulg). Onkologiya (Sofia) 14/4:183–186

Kessler II (1976) Mortality from cervical cancer: can it be prevented now? Compr Ther 2/9:38–47

Köhler K, Platzbecker H (1976) Zur Problematik der Deutung lymphographische Befunde beim operierten und bestrahlten Portiokarzinom. Radiobiol Radiother 17:235–242

L'Ecuyer PH, Michon B, Vigeant J (1977) Radical hysterectomy as primary treatment of stage IB and IIA carcinomas of the cervix (in French with English summary). Med Can 106/5:703–705

Lovecchio JL, Averette HE, Donato D, Bell J (1989) 5-year-survival of patients with periaortic nodal metastases in clinical stage IB and IIA cervical carcinoma. Gynecol Oncol 34:43–45

Martimbeau PW, Kjorstad KE, Kolstad P (1978) Stage IB carcinoma of the cervix, The Norwegian radium hospital, 1968–1970. Results of treatment and major complications. I. Lymphedema Am J Obstet Gynecol 131/4:389–394

van Nagell JR jr, Donaldson ES, Parker JC, van Dyke AH, Wood EG (1977) The prognostic significance of cell type and lesion size in patients with cervical cancer treated by radical surgery. Gynecol Oncol 5:142–151

Nieminen U, Hiilesmaa VK, Timonen S (1977) Das Ergebnis der Behandlung des Zervixkarzinoms in den Jahren 1964–1969. Ein Bericht über 768 Fälle. Ann Chir Gynaecol 66:234

Ulm R, Weghaupt K, Hernuss P (1975) Ergebnisse der operativen und strahlentherapeutischen Behandlung der Kollumkarzinome in den Jahren 1966 bis 1968. Öst Z Onkol 2:85–93

14 Tumornachsorge

Die Tumornachsorge (auch tertiäre Prävention) ist ein äußerst bedeutsames Kapitel innerhalb der Betreuung der tumorkranken Patientinnen. Je nach Art und Lokalisation der Krankheit, je nach Ausdehnung und Therapie des Tumors handelt es sich zu einem großen Teil um geheilte Patientinnen. Für das Zervixkarzinom kann dieser Prozentsatz je nach Stadium zwischen 40 und 90% bei makroinvasivem Tumorwachstum liegen.

Die Kunst des Arztes ist es, in der Nachsorge diejenigen Frauen möglichst frühzeitig herauszufinden, bei denen es zum rezidivierenden Wachstum oder zum Auftreten von Fernmetastasen kommt, damit dieser mehr oder weniger kleine Kreis einer möglichst kurativen oder, falls nicht möglich, so doch lebensverlängernden Therapie zugeführt werden kann.

Die zweite Aufgabe der Tumornachsorge liegt im psychologischen Bereich. Der Arzt wird zum Wegbegleiter all jener Patientinnen, die sich mit ihren Sorgen und Nöten nicht nur wegen ihrer Krankheit an ihn wenden. Dabei muß entschieden werden, welche Probleme krankheitsbedingt sind, welche Fragen in der Bewältigungsproblematik der Tumorkrankheit liegen, welche durch Begleiterkrankungen hervorgerufen werden und welche allgemein menschlicher Natur sind. Der Arzt in der Tumornachsorge wird zur Integrationsfigur für die Kranke und häufig auch für ihre Familie. Der Arzt, der Tumornachsorge betreibt, sollte im hohen Maße die Fähigkeit besitzen, interdisziplinär zu denken und zu handeln.

Die dritte und schwerste Aufgabe des Arztes in der Tumornachsorge ist die Fähigkeit zu erkennen, welche Maßnahmen für die Patientin mit unbeherrschbarem Geschwulstleiden adäquat und noch zumutbar sind, um Polypragamasie zu verhindern und der Tumorkranken das letzte Wegstück ihres Lebens zu erleichtern. Er hat Hoffnung zu spenden und die Sterbende zu begleiten. Der Grad zwischen Wahrheit und Lüge ist schmal, und ihn zu beschreiten erfordert psychologisches Einfühlungsvermögen.

Jeder Arzt in der Tumornachsorge ist gut beraten, sich mit Kollegen anderer Fachdisziplinen zu verbünden und auch möglichst frühzeitig einen Psychologen in die Betreuungsaufgaben einzubeziehen.

Die Tumornachsorge ist eine interdisziplinäre Aufgabe, die ein hohes Maß an Sach- und Fachkenntnis voraussetzt und den Patienten nie nur als Objekt betrachtet.

Die Sprechstunde in der Tumornachsorge erfordert Zeit. Die Patientin darf nie das Gefühl haben, unter Zeitdruck behandelt zu werden.

14.1 Information der Patientin

Die Patientin sollte darüber informiert werden, daß sie an Krebs leidet, daß aber alles getan wird, um sie von dieser Krankheit zu heilen. Nur so kann sie alle ergriffenen therapeutischen Maßnahmen verstehen. Hinsichtlich fortgeschrittener Stadien ist mit der Information behutsam umzugehen. Allerdings sollten die nächsten Angehörigen über das wahre Ausmaß der Erkrankung informiert werden, um für bestimmte Probleme in der Familie Vorsorge treffen zu können. Nie sollte sich der Arzt zu konkreten Prognosen verleiten lassen, da sich statistische Mittelwerte nie auf das Individuum beziehen lassen. In das Aufklärungsgespräch sind Komplikationen therapeutischer Maßnahmen, aber auch Probleme des individuellen Heilungsprozesses einzubeziehen. Die Bewältigung des Krebsleidens erfolgt nie gleichförmig, sondern ist ein ständiges Auf und Ab mit Rückschlägen auch im psychischen Bereich. Der Verarbeitungsgrad durch die Patientin erfordert auch vom Arzt die Fähigkeit, sich ständig anzupassen.

Die Verarbeitung der Krankheit erfolgt individuell und in verschiedenen Phasen:

- aktive Verweigerung,
- agressive Verweigerung,
- partielle Verweigerung,
- depressive Annahme,
- bewußte Annahme,
- verklärte Annahme.

Gut bewährt haben sich heute auch Gesprächsgruppen, die nach unserer Erfahrung am besten durch eine Sozialarbeiterin in enger Kooperation mit dem Arzt und einem Psychologen geführt werden und in denen über alle Probleme der Krankheit, aber auch über allgemein interessierende Fragen bis hin zu banalen Dingen des Alltages gesprochen wird. Nicht selten haben sich hieraus Freundschaften entwickelt, die zur besseren Bewältigung des Lebens führen.

14.2 Ziele

Die Ziele der Tumornachsorge lassen sich unseres Erachtens in folgende Bereiche aufgliedern:

- Kontaktaufnahme und menschliche Betreuung der Patientin;
- Abschätzung der Krankheit und Überlegungen zur individuellen Prognose (Risikogruppen, Beurteilung aller Befunde etc.);
- Festlegung eines individuellen Nachsorgeplanes;
- Erkennung und Behandlung der unmittelbaren Therapiefolgen bzw. Nebenwirkungen (Radiatio, Hormondefizit);

- frühzeitiges Erkennen von lokales Rezidiven und Fernmetastasierungen, Erkennen von Karzinomen anderer Lokalisationen;
- exakte Dokumentation;
- psychische Führung der Patientin.

Eine standardisierte Nachsorge kann es nicht geben, sie muß gezielt und patientenadaptiert erfolgen.

Gelegentlich wird ins Feld geführt, daß der Zeitpunkt der Rezidiv- oder Metastasenentdeckung für die Überlebenszeiten irrelevant sei. Dem steht die Meinung gegenüber, daß das frühestmögliche Erkennen von Rezidiven gute Therapiechancen bietet.

Letztere Feststellung ist für das lokal-regionale Rezidiv durchaus richtig. Nur die Aufdeckung des Frührezidivs kann Aussicht auf Dauerheilung bringen. Das gilt besonders für das oberflächliche Scheidengrundrezidiv nach behandeltem Zervixkarzinom.

Allerdings sind hier weitere Überlegungen nötig. Ein Lokalrezidiv nach alleiniger Operation ist anders zu bewerten als ein Lokalrezidiv nach voller Tumorbestrahlung. Das betrifft sowohl die kurativen Therapiemöglichkeiten wie auch zusätzliche Maßnahmen. Die Verschleppung von Lokalrezidiven kann zu einem erhöhten therapeutischen Aufwand führen, der letztendlich erfolglos bleiben kann.

Solitäre Fernmetastasen sind in vielen Fällen chirurgisch zu behandeln und sind selten einer systemischen Therapie zugänglich; multiple Fernmetastasen bedeuten zumindest für das Zervixkarzinom Unheilbarkeit. Die Therapie wird sich auf palliative Maßnahmen beschränken müssen.

14.3 Dauer

Die Laufzeit der Nachsorge richtet sich in erster Linie nach der Potenz des Karzinoms, Spätmetastasen zu setzen, aber auch nach der Potenz der Nachsorgeabteilung. Rezidive und Metastasierungen treten verstärkt in den ersten 2–3 Jahren nach Primärtherapie auf und werden danach seltener, so daß allgemein ein Fünfjahresintervall angegeben wird. Wir plädieren allerdings dafür, eine lebenslange Nachsorge durchzuführen, da mit steigendem Alter die Gefahr von Zweitmalignomen wächst und durch die Nachsorge die Patientin in ständiger gynäkologischer und damit ärztlicher Kontrolle bleibt. Der Aufwand dafür sinkt nach einer gewissen Zeit.

14.4 Methoden

Hauptmethode in der Nachsorge des Zervixkarzinoms sind klinische Untersuchungen inkl. des Erhebens von Zwischenanamnesen, radiologischer Verfahren,

Tabelle 14.1. Empfehlungen für ein Nachsorgeprogramm beim Zervixkarzinom

	Monate nach Abschluß der Primärtherapie																	
Obligate Untersuchungen	2	4	6	8	12	15	18	21	24	27	30	33	36	40	44	48	54	60
Klinische Untersuchung	x	x	x	x	x	x	x	x	x	x	x	x	x	x	x	x	x	x
Anamnese	x	x	x	x	x	x	x	x	x	x	x	x	x	x	x	x	x	x
Blutchemische Parameter																		
– allgemein	x	x	x	x	x		x		x		x		x		x		x	x
– Kreatinin	x			x		x		x		x		x		x	x		x	x
– CEA	x	(x)	x	(x)	x		x		x		x		x		x		x	x
– SCC	x	(x)	x	(x)	x		x		x		x		x		x		x	x
Sonographie	x		x		x		x		x		x		x		x		x	x
Computertomographie	x			x			x		x				x			x		
Thorax a.–p.	x			x		x		x			x			x			x	
Lymphogr. Kontrolle	x		x		x		x											
Urinstatus	x		x	x	x		x		x		x		x		x		x	x
Zusatzuntersuchungen																		
i.v. Urographie					(x)													
Zystoskopie	Individuell																	
Rektoskopie	Individuell																	
Mammographie					x													
Relymphographie	Bei individueller Fragestellung																	
Spezialuntersuchungen	Nur nach individueller Fragestellung																	
Szintigraphie (Knochen, Hirn)																		
Angiographie																		
MRT																		
Punktion																		
Biopsie																		

Sonographie, Punktion und Biopsie, Zytologie, serologischer Untersuchungen. Ein Zeitplan für den Einsatz dieser Untersuchungen ist in Tabelle 14.1 zusammenstellt.

Im folgenden soll auf ihre Relevanz im Rahmen der Nachsorge beim Zervixkarzinom eingegangen werden.

14.4.1 Anamnese und klinische Untersuchung

Stets ist zunächst nach Veränderungen der Befindlichkeit, Störungen des Appetits, nach vorzeitigem Sättigungsgefühl und Geschmacksstörungen (Aminosäureimbalancen), nach Schwächen und Leistungsinduffizienz und besonders nach Schmerzen und Gewichtsverhalten zu fragen.

Gleiches gilt für Temperaturveränderungen, Schwitzen, insbesondere für seitenungleichen Schweißausbruch, Infektionen und andere Allgemeinsymptome. Der Arzt hat die Pflicht, sich bei der Untersuchung nicht nur auf die Genitalregion zu beschränken, sondern auch nach Lymphknotenschwellungen (inguinal, Scalenusgruppe) zu fahnden. Die Genitaluntersuchung beginnt mit der Inspektion, der Beurteilung der vaginalen Abschlußnarbe (evtl. mit Sonde vorsichtig umfahren). Die rektale Untersuchung dient der Beurteilung der Beckenwände, der Suche nach höckrigen Resistenzen und der Beurteilung des palpatorischen Zustandes des Scheidengrundes. Die allgemeine Untersuchung soll ebenfalls die Palpation der Brust einschließen.

14.4.2 Zytologie, Punktion, Biopsie

Jeder verdächtige Befund im Genitalbereich nach einer Primärtherapie des Zervixkarzinoms ist zytologisch bzw. bioptisch abzuklären. Dabei sollte die Zytologie zur Erhärtung des Verdachtes, die Biopsie aber zur definitiven Diagnose angewandt werden. Die Zytologie ist hinsichtlich ihrer Auswertbarkeit besonders im vorbestrahlten Gewebe allerdings mit gewissen Einschränkungen behaftet. Ein negativer Ausfall der Zytologie berechtigt nicht dazu, den suspekten Befund nicht bioptisch abzuklären.

Zur näheren Definition sollte die Kolposkopie (besonders bei rein radiologisch behandelten Karzinomen) nicht vernachlässigt werden. Gut zugängliche Bereiche des kleinen Beckens können bei palpatorisch oder radiologisch verdächtigem Befund unter Ultraschallsicht (Vaginosonographie) oder CT-gestützt durch Punktion abgeklärt werden. Das gilt auch für paraaortale, sich vereinende Lymphknoten, Leber, Lunge u. a.

Während an oberflächlichen Regionen (Vagina, Scheidengrund) die Zangenbiopsie bzw. die Inzisionsbiopsie die Methode der Wahl darstellt, gelten für interne Lokalisationen die Prinzipien der Nadelbiopsie. Dafür sollten spezielle Biopsienadeln verwendet werden (Tru-Cut-Nadel). Da jede invasive Untersuchungsmethode mit einer gewissen Komplikationshäufigkeit belastet ist, gehören die Punktionsverfahren in die Hand des Erfahrenen. Allgemein sollte bei diesen Verfahren die für die jeweilige Fragestellung geeignetste Methode angewandt werden. Durch sorgfältige Technik ist die Tumorzellverschleppung zu vermeiden (Rummel et al. 1974).

14.4.3 Second-look-Operationen

Sie sind in der Nachsorge des Zervixkarzinoms nicht üblich, sind aber gelegentlich notwendig, insbesondere dann, wenn bei zentralem Rezidiv eine Rezidivoperation (Eviszeration) diskutiert wird. Anläßlich solcher Operationen sind neben der Spülzytologie multiple Lymphknotenbiopsien bzw. Punktionen durchzuführen, um einen möglichst objektiven Status praesens zu erhalten. Gleiches gilt für das seitliche Bindegewebe (Becken Parakolpium).

14.4.4 Serologische Untersuchungen

Die Einbeziehung von serologischen Parametern in die Nachsorge hat zur Verkleinerung der Grauzone zwischen dem Rezidivnachweis und ersten Tumorsymptom geführt. Das betrifft besonders die Tumormarker.

Schon lange sind allgemeine Parameter wie das Blutbild (Hb, Hämatokrit, Leukozyten, Thrombozyten), die Blutkörperchensenkungsgeschwindigkeit, Leberfunktionstests (SGPT, SGOT, alkalische Phosphatase, Bilirubin), die Elektrolyte, der Nachweis harnpflichtiger Substanzen (Harnstoff, Kreatinin) als diagnostische Hilfsmittel bekannt.

Einige erlangen gerade für das Zervixkarzinom eine große Bedeutung (Kreatinin), wenn auch im Verlauf nicht mehr zu behandelnder karzinombedingter Stauungen infolge Ummauerung der Ureteren. Die Blutkörperchensenkungsgeschwindigkeit kann Hinweise auf eine karzinombedingte Dysproteinämie und der Hb-Wert auf eine Tumoranämie geben, alles Parameter der Spätphase rezidivierenden Wachstums. Der Anteil richtig-positiver Befunde dieser Parameter beträgt allerdings nicht mehr als 10–30% (Townsed et al. 1981).

In den letzten Jahren sind eine Reihe von Tumormarkern in der klinischen Praxis erprobt worden, nur wenige haben sich als für bestimmte Organlokalisationen bedeutsam erwiesen. Ein Tumormarker sollte mit hoher Sensitivität und Spezifität ein Rezidiv oder eine Metastasierung anzeigen (Crombach und Wurz 1987; Kreienberg und Möbius 1985).

Für ein generelles Screening, auch für ein risikogruppenorientiertes Screening, lassen sich Tumormarker heute noch nicht einsetzen. Spezielles Einsatzgebiet der Tumormarker ist die Tumornachsorge und damit die Therapiekontrolle. Dabei muß der Arzt wissen, was der Tumormarker zu leisten vermag und was nicht. Tumormarker haben damit eine wichtige Hilfsfunktion.

Für das Zervixkarzinom sind heute 2 Markersubstanzen, das CEA und SCC in Kombination bedeutungsvoll. Die prätherapeutisch erhöhten Werte liegen für das

Tabelle 14.2. CEA, TPA, SCC im Verlauf rezidivierender Zervixkarzinome

	[%]	n	Autoren
CEA	51,9	33	Kreienberg u. Möbius (1985)
SCC	69,7	33	
CEA/SCC	84,8	33	
CEA	31,0	94	Crombach u. Wurz (1987)
TPA	21,0	94	
CEA, TPA	60,0	94	

CEA beim Zervixkarzinom zwischen 25% und 35%. Innerhalb der Nachsorge können bis zu 45% der Patientinnen in Abhängigkeit vom Stadium positiv kontrolliert werden. Beim SCC steigt der richtig-positive Befund je nach Stadium von 35% im Stadium I_b auf über 70% im Stadium IV bei prätherapeutischer Bestimmung. Im therapeutischen Follow-up sind bis zu 70% aller Rezidive als richtig-positiv zu erfassen (Te Velde et al. 1982).

Durch die Kombination beider Marker lassen sich je nach Autor bis zu 85% der Patienten nach Primärtherapie mit diesen Methoden überwachen.

Sollte es bei primär negativem Markerverlauf zu positiven Werten kommen, die sich in der Kontrolle bestätigen, sind gezielt andere Methoden zur Rezidivsuche einzusetzen. Als Grenzwerte sind für das CEA 5 ng/ml und SCC 2,5 ng/ml anzusetzen (95. Perzentile).

Markeruntersuchungen sind sinnvoll in die diagnostischen Maßnahmen einzuordnen und nicht wahllos anzuwenden (Tabelle 14.2).

Nach unseren Erfahrungen weist eine CEA-Erhöhung besonders auf eine viszerale Metastasierung hin.

14.4.5 Sonographie

Die Sonographie und in der letzten Zeit die Endosonographie besitzen einen hohen Stellenwert in der Rezidivdiagnostik. Dabei ist die Qualität der Aussage neben dem verwandten Gerät in hohem Maß von den Erfahrungen des Untersuchers abhängig.

Bei der Nachsorge des Zervixkarzinoms sind Vagino- und Rektosonographie für die Beurteilung des Lokalbefundes von großer Wichtigkeit. Mit den transabdominalen Schallköpfen sind retroperitoneale Räume gut darzustellen. Das ist bei palpablen Resistenzen wichtig zur Differenzierung von nicht selten auftretenden Lymphzysten.

In jüngster Zeit benutzt man per laparoscopiam eingeführte Endosonographiesonden, wodurch eine nähere Beurteilung vorhandener Resistenzen möglich wird. Durch ihre Patientenfreundlichkeit und schnelle Reproduzierbarkeit ist die Sonographie ein wichtiges Hilfsmittel der Nachsorge.

Sonographisch sind nicht nur der palpierte Tumor, sondern auch die Leber und die Nieren darzustellen.

14.4.6 Radiologische Verfahren

Sie stellen einen wichtigen und integrierten Bestandteil jeder Tumornachsorge dar. Sie kommen entweder in zeitlich definierten Zeiträumen oder gezielt bei speziellen Hinweisen durch Sonographie oder Markeruntersuchungen zum Einsatz.

Die Anwendung spezieller röntgenologischer Untersuchungen sollte darüber hinaus nach einem individuellen Fahrplan erfolgen (Kosten-Nutzen-Relation).

Thoraxaufnahme (a.p. oder gezielt als Tomographie)

Bei der Thoraxnativaufnahme in Hartstrahlentechnik lassen sich Lungenveränderungen bereits ab einer Größe von 5 mm darstellen. Bei Nachweis einer vorher nicht vorhandenen Läsion sollte die konventionelle Tomographie der Lunge erfolgen. Der Vorteil ist das bessere Ortsauflösungsvermögen, allerdings können Herde auch durch Überlagerungen (Gefäße, Herz, Hilus) unentdeckt bleiben.

Lymphographiekontrollen

Erfolgte prätherapeutisch eine Lymphographie, kann man 12–18 Monate lang die noch verbliebenen Lymphknoten (besonders paraaortal) darstellen. Das ist besonders wichtig für Hinweise auf ein eventuelles Wachstum derselben. Bei hoher Dekontrastierung und solchen Hinweisen sollte eine Zweitlymphographie angesetzt werden (Heller et al. 1981; Frömmel et al. 1974).

Computertomographie

Sie stellt sowohl ein Routineverfahren als auch eine Methode zur gezielten Suche nach Tumoren bei entsprechenden Verdachtsmomenten dar. Hinsichtlich der viszeralen Metastasen weist dieses Verfahren eine Sensitivität von 65–76% und eine Spezifität von über 90% auf (Heller et al. 1981).

Die Sensitivität lokaler Läsionen im kleinen Becken wird wesentlich bestimmt von der Größe desselben. Sie kann bei Tumoren bis 2 cm Größe zwischen 60 und 70% und über 2 cm bei 85–90% liegen.

Die Computertomographie stellt darüber hinaus ein wesentliches Kombinationsverfahren zur Punktion intraabdomineller und retroperitonealer Rezidive dar.

Schwierig ist allerdings die Differenzierung von Narben- und solidem Tumorgewebe, da die Absorptionswerte im CT sich nur gering unterscheiden. – Inwieweit sich durch Kernspintomographie eine Verfeinerung der Diagnose erreichen läßt, muß weiteren Untersuchungen vorbehalten bleiben.

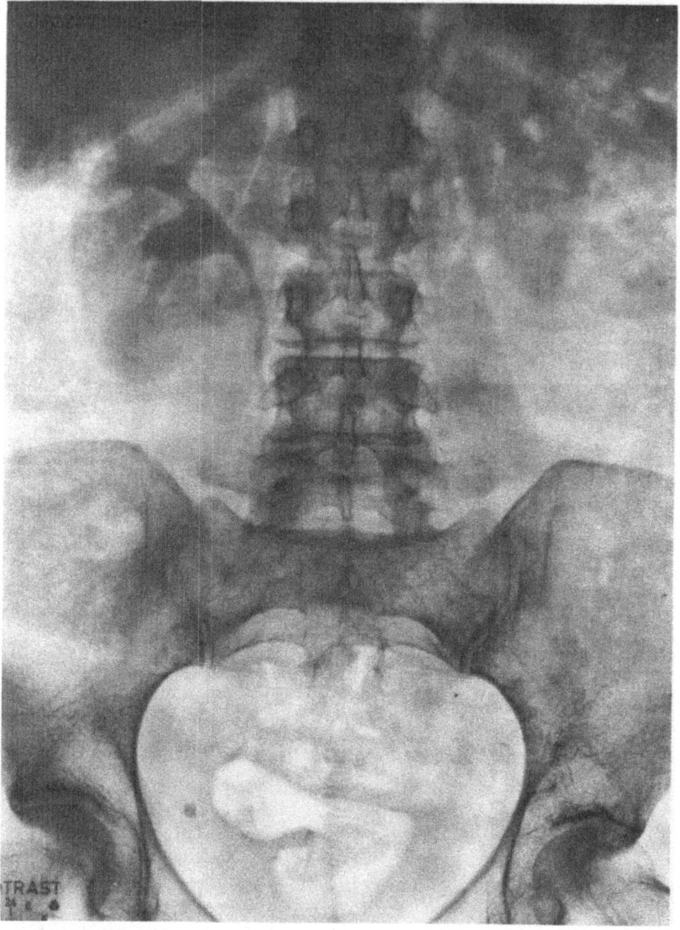

Abb. 14.1. Beginnende Nierenstauung rechts. Die Stauung war erstes Symptom eines hochsitzenden Rezidivs

Szintigraphie

Die Häufigkeit von Knochenmetastasen liegt beim Zervixkarzinom im Autopsiegut zwischen 10 und 20%, wobei nur in weniger als 1% der Fälle diese Tatsache zu Lebenszeiten bekannt war. Zur routinemäßigen Anwendung der Skelettszintigraphie besteht keine Veranlassung. Sie sollte aber neben der Röntgenuntersuchung des Skelettes in speziellen Fällen mit Knochenschmerzen und atypischen Frakturen gezielt angewandt werden.

Angiographie

Sie wird meist nur in Kombination mit einer Tumorbettembolisierung bei stark, blutendem, inkurablem, nach außen durchgebrochenen Tumorrezidiv oder nicht therapierbarem Primärtumor angewandt.

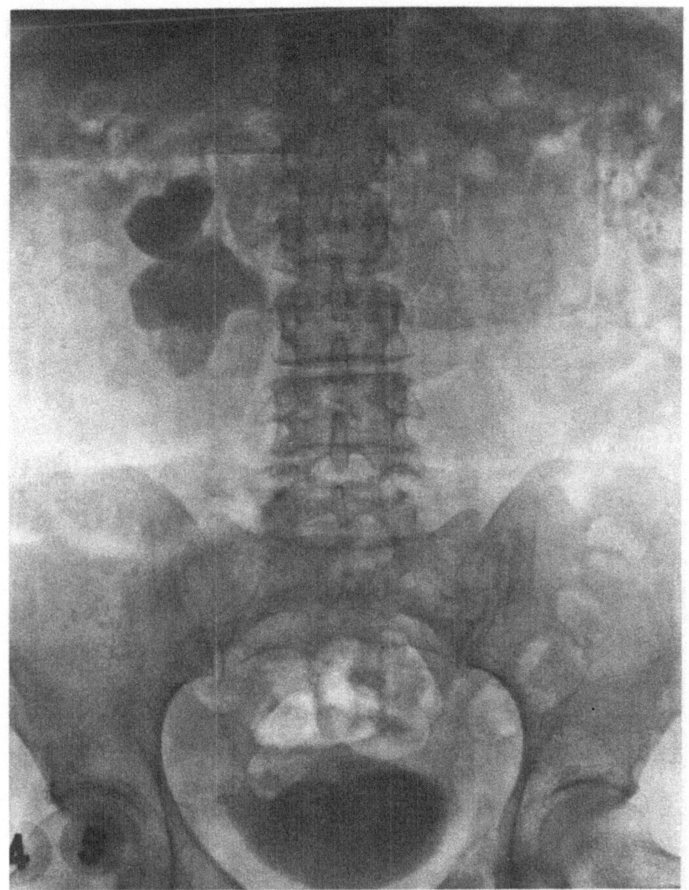

Abb. 14.2. Hydronephrose durch Beckenwandrezidiv (Casus progressus)

Selten spielt sie eine Rolle im Rahmen der Zervixkarzinomkrankheit (Darstellung von Metastasen in der Nebenniere oder im Zerebrum), aber auch nur dann, wenn durch die Computertomographie keine eindeutige Klärung herbeigeführt werden kann.

Zystoskopie, i.v.-Urographie

Beide Untersuchungsmethoden gehören in das Programm eine Tumornachsorge. Sie sollten allerdings erst dann angewandt werden, wenn durch andere Methoden (Sonographie, Palpation) Hinweise auf eine Stauung im harnableitenden System vorliegen. (Abb. 14.1 und 14.2). Der Zystoskopie kommt insofern eine weitere Bedeutung zu, als daß mit ihrer Hilfe eventuelle Komplikationen einer Strahlentherapie erkannt und rechtzeitig behandelt werden können (Mattson 1975; Köller u. Pflüger 1983; Christ et al. 1981).

14.5 Psychosoziale Aspekte der Nachsorge

Die psychologischen Probleme der Nachsorge beinhalten im wesentlichen zwei Komplexe: zum einen das Leben mit der Krankheit Krebs oder zumindestens damit, Krebs gehabt zu haben und nicht zu wissen, ob die Krankheit endgültig besiegt ist, zum anderen der Komplex des weiblichen Selbstwertgefühls, sich als Frau in der gewohnten Umwelt zurechtzufinden. Ein wesentlicher Aspekt dabei bildet der Umgang mit dem Partner und die Einstellung zur Sexualität (besonders bei jungen Frauen). Häufiger wird die sogenannte Nachsorgephase damit umschrieben, "bewußter zu leben". Das beinhaltet die Bewältigung der Krankheit, beinhaltet unterbewußt aber auch das Problem, nicht mehr unbegrenzt Zeit zu haben.

Diese Probleme sind natürlich sehr eng mit dem Intelligenzgrad der jeweiligen Patientin assoziiert. Die Aussöhnung mit der Krankheit wird demzufolge unterschiedlich lange dauern. Häufig führt der Umgang mit der Krankheit auch dazu, daß sich Patientinnen alternativen Behandlungsmöglichkeiten, Diäten, Naturheilverfahren hingeben und die Nachsorge als lästiges Übel betrachten. Dem hat der in der Nachsorge tätige Arzt durch offene Gespräche Rechnung zu tragen, und er hat die Patientin nachhaltig zu beeinflussen. Er sollte sie deutlich auf eine gesunde und natürliche Lebensführung hinweisen, aber auch klar machen, daß diese nur akzessorischen Charakter haben kann. Die permanent auf Hochtouren laufende Psyche der Patientin darf nicht zu panischer Angst führen, die gelegentlich darin gipfelt, alle Nachsorgemaßnahmen zu negieren.

Gelegentlich steigern sich aufgrund völlig unspezifischer Beschwerden Patientinnen in eine erhebliche Karzinophobie. Andererseits führt die Negation und das Verdrängen der Krebskrankheit gelegentlich dazu, daß Patientinnen krebsverdächtige Befunde derart verschleppen, daß jede Hilfe zu spät kommt. Dem anfangs geschilderten vertrauensvollen Verhältnis von Arzt zu Patientin kommt so eine wesentliche Rolle bei der exakten Einhaltung des Nachsorgeprogramms zu (Pfleiderer et al. 1979; Reinhard 1984; Wenderlein 1982).

Literatur

Christ D, Wagner U, Behr J (1981) Harnblasenfunktionsstörungen nach Wertheim-Operation – Vorschläge zur kontrollierten Verlaufsbeobachtung unter vergleichbaren Bedingungen. Geburtsh Frauenheilk 41:754–761

Crombach G, Wurz H (1987) Karzinom der weiblichen Genitale. In: Lüthgens, Schlegel G (Hrsg) Tumormarkersystem CEA-TPA. Tumor Diagnostik Verlag, Leonberg, S 105–116

Dolhay B, Nagy A, Papp Z (1976) The natural duration of cervical carcinoma. Arch Gynäkol 222:289–292

Frömmel M, Börner P, Majewski A (1974) Der Einfluß der Lymphographie auf die operative Therapie des Kollumkarzinoms. Geburtshilfe Frauenheilkd 34/2:86–97

Heller PB, Lee RB, Leman MH, Park RC (1981) Lymph node positivity in cervical cancer. Gynecol Oncol 12/3:328–335

Keys H, Park RC (1976) Treatment and survival of patient with cancer of the cervix and nodal metastases. Int J Radiat Oncol Biol Phys 1:1091–1097

Köller A, Pflüger H (1983) Urologische Spätkomplikationen nach kurativer gynäkologisch-radiologischer Karzinomtherapie. Akt Urol 14:27–32

Kreienberg R, Möbius V (1985) Die Bedeutung von CA125 im Vergleich zu anderen Tumormarkern. 2. Hamburger Symposium über Tumormarker. In Greben H, Klapdor R (Hrsg) Neue tumorassoziierte Antigene. Thieme, Stuttgart, S 197–203

Kunz J (1984) Urological complications in gynecological surgery and radiotherapy. Karger, Basel

Leroy M, Sprang J, Isaacs H, Boraca CT (1977) Management of carcinoma in situ of the cervix. Am J Obstet Gynecol 129:47–50

Lybeert MLM, Meewaldt JH, Putten WLJ (1987) Age as a prognostic factor in carcinoma of the cervix. Radiother Oncol 9:147–151

Mattsson T (1975) Frequency and management of urological and some other complications following radical surgery for carcinoma of the cervix uteri, stages I and II. A five-year analysis of 202 cases. Acta Obstet Gynecol Scand 54:271

Pfleiderer A, Richter D, Thiessen P, Kissel U, Tibi B, Nowara P (1979) Aktuelle Probleme bei der Nachsorge von Patientinnen mit Karzinomen der Zervix und des Corpus uteri. Onkologie 2:62–69

Photopulos GJ, Shirley REL, Ansbacher R (1977) Evaluation of conventional diagnostic tests for detection of recurrent carcinoma of the cervix. Am J Obstet Gynecol 129:533–535

Prade M, Bergiron C, Weill S, Markovits P, Bognel C, Michel G (1976) Apport de confrontations histo-radiologiques dans l'interpretation des lymphographies dans le cancer du col utérin au stade I et II proximal. Gynécologie 27:47–51

Reinhard G (1984) Die soziale Sicherung und Rehabilitation der krebserkrankten Frau. In: Bender H (Hrsg) Gynäkologische Onkologie. Thieme, Stuttgart S 117–121

Rummel HH, Frick R, Heberling D, Schubert D (1977) Verlaufskontrolle bei Patientinnen mit suspekter Zytologie (Papanicolaou IIID). Geburtshilfe Frauenheilkd 37:521–526

Singer A, Reid BL, Coppleson M (1976) A hypothesis: The role of a high risk male in the etiology of cervical carcinoma: A correlation of epidemiology and molecular biology. Am J Obstet Gynecol 126:110–115

Stanhope CR, Smith JP, Wharton JT, Rutledge FN, Fletcher GH, Gallager HS (1980) Carcinoma of the cervix: the effect of age on survival. Gynecol Oncol 10:188–193

Te Velde ER, Persijn JP, Ballieux RE, Faber J (1982) Carcinoembryonic antigen serum levels in patients with squamous cell carcinoma of the uterine cervix: clinical significance. Cancer 49:1866–1973

Townsend DE, Richart RM, Marks E, Nielsen J (1981) Invasive cancer following our patient evaluation and therapy for cervical disease. Obstet Gynecol 57:145–149

Vintergalter SF, Bochmann JV (1976) Actual problems of lymphography in uterus carcinoma. Radiol Diagn (Berl) 17/6:857–865

Wenderlein JM (1982) Sozialmedizinische Aspekte aus einer gynäkologischen Tumornachsorgesprechstunde. Zentralbl Gynäkol 104:1250–1258

Zander J, Baltzer J, Lohe KJ et al. (1981) Cervixcarcinoma: Ein Versuch die Behandlung zu individualisieren. Resultate einer 20jährigen kooperativen Studie. J Obstet Gynecol 139:752–759

Sachverzeichnis